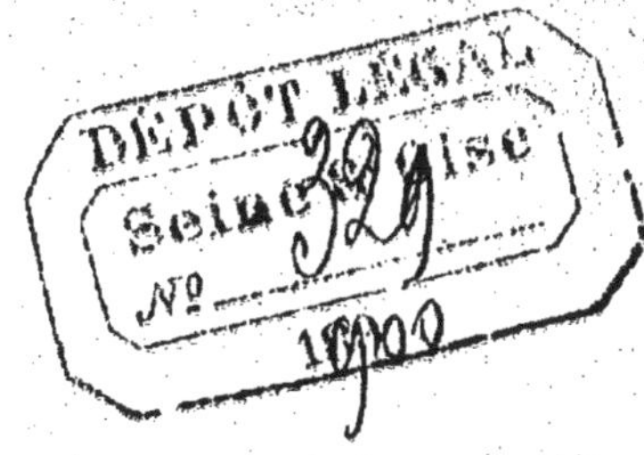

AF473005

LES ACTUALITÉS MÉDICALES

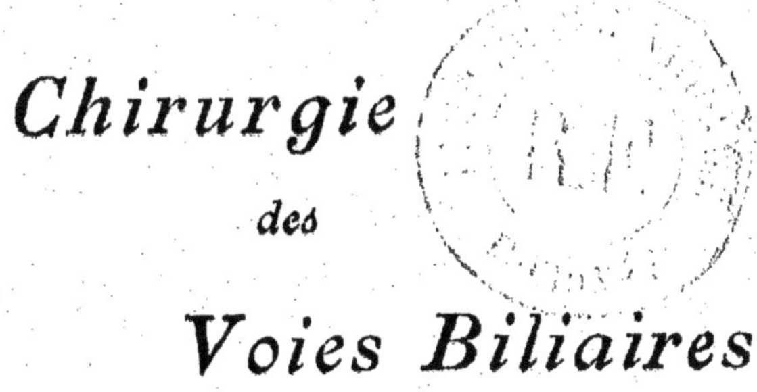

Chirurgie des Voies Biliaires

LES ACTUALITÉS MÉDICALES

La Grippe, par le Dr L. Galliard, médecin de l'hôpital Saint-Antoine. 1 vol. in-16, 100 pages, avec 7 fig., cart.......... 1 fr. 50

Les États neurasthéniques, par le Dr Gilles de la Tourette, agrégé à la Faculté de médecine, médecin de l'hôpital Saint-Antoine. 2e *Édition*. 1 vol. in-16, 96 pages, cart.......... 1 fr. 50

Formes et Traitement des myélites syphilitiques, par le Dr Gilles de la Tourette. 1 vol. in-16, 92 p., cart.......... 1 fr. 50

La Diphtérie, par le Dr H. Barbier, médecin des hôpitaux, et G. Ulmann. 1 vol. in-16, 96 p., avec 7 fig., cart.......... 1 fr. 50

Les Glycosuries non diabétiques, par le Dr Rocque, professeur agrégé à la Faculté de Lyon, médecin des hôpitaux. 1 vol. in-16, 96 p., cart. 1 fr. 50

Psychologie de l'instinct sexuel, par le Dr Joanny Roux, médecin des hôpitaux de Saint-Étienne. 1 vol. in-16, 96 pages, avec fig., cart.. 1 fr. 50

La Radiographie et la Radioscopie cliniques, par le Dr L.-R. Régnier. 1 vol. in-16, 96 pages et 11 fig., cart.......... 1 fr. 50

Les Rayons de Rœntgen et le diagnostic de la Tuberculose, par le Dr A. Béclère, médecin de l'hôpital Saint-Antoine. 1 vol. in-16, 96 pages et 9 fig., cart.......... 1 fr. 50

Le Tétanos, par le Dr J. Courmont, professeur à la Faculté de Lyon, et M. Doyon, professeur agrégé à la Faculté de Lyon. 1 vol. in-16, 96 pages et 4 fig., cart.......... 1 fr. 50

Les Régénérations d'organes, par le Dr P. Carnot, docteur ès sciences. 1 vol. in-16, 96 pages et 14 fig., cart.......... 1 fr. 50

Thérapeutique oculaire, par le Dr F. Terrien, chef de clinique ophtalmologique à la Faculté de Paris. 1 vol. in-16, 96 p. et 12 fig., cart. 1 fr. 50

Les Auto-intoxications de la grossesse, par le Dr Bouffe de Saint-Blaise, accoucheur des hôpitaux de Paris. 1 vol. in-16, 96 p., cart. 1 fr. 50

Le Diabète, par le Dr R. Lépine, professeur à la Faculté de Lyon, médecin des hôpitaux. 1 vol. in-16, 96 p., cart.......... 1 fr. 50

Le Rhume des Foins, par le Dr J. Garel, médecin des hôpitaux de Lyon. 1 vol. in-16, 96 pages, cart.......... 1 fr. 50

Diagnostic des Maladies de la Moelle, par le Dr Grasset, professeur à la Faculté de Montpellier. 1 vol. in-16, 96 pages et fig., cart.. 1 fr. 50

Anatomie clinique des Centres nerveux, par le Dr Grasset. 1 vol. in-16, 96 pages et fig., cart.......... 1 fr. 50

L'Appendicite, par le Dr Aug. Broca, professeur agrégé de la Faculté de Paris, chirurgien de l'hôpital Trousseau. 1 vol. in-16, 96 pages et 8 fig., cart.......... 1 fr. 50

La Gastrostomie, par le Dr J. Braquehaye, professeur agrégé à la Faculté de Bordeaux. 1 vol. in-16, 96 pages et fig., cart.......... 1 fr. 50

Cancer et Tuberculose, par le Dr H. Claude. 1 vol. in-16 de 96 pages et fig., cart.......... 1 fr. 50

La Fatigue oculaire, par le Dr L. Dor. 1 vol. in-16, 96 p., cart. 1 fr. 50

Les Albuminuries curables, par le Dr J. Teissier. 1 vol. in-16, 96 pages, cart.......... 1 fr. 50

Le Rhumatisme articulaire aigu en bactériologie, par les Drs Triboulet, médecin des hôpitaux, et Coyon. 1 vol. in-16, 96 pages et fig., cartonné.......... 1 fr. 50

Le Pneumocoque, par Lipmann, Préface de M. Duflocq, 1900. 1 vol. in-16, 96 pages et fig., cart.......... 1 fr. 50

9609-00. — Corbeil. Imprimerie Éd. Crété.

LES ACTUALITÉS MÉDICALES

Chirurgie des Voies Biliaires

PAR

LE Dr VICTOR PAUCHET (d'Amiens)
CHIRURGIEN DES HÔPITAUX D'AMIENS
ANCIEN INTERNE-LAURÉAT DES HÔPITAUX DE PARIS

Avec 9 figures dans le texte

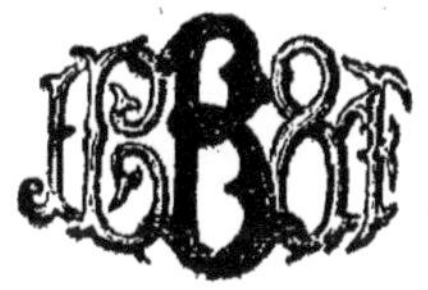

PARIS
LIBRAIRIE J.-B. BAILLIÈRE ET FILS
19, RUE HAUTEFEUILLE, 19

1900

CHIRURGIE

DES

VOIES BILIAIRES

INTRODUCTION

La chirurgie joue actuellement un rôle actif dans la thérapeutique des affections des voies biliaires. Qu'il s'agisse de faire disparaître des accès répétés de coliques hépatiques, de lever un obstacle au cours de la bile chez un sujet ictérique, ou de drainer la vésicule chez un malade atteint d'une infection de l'arbre biliaire, les indications opératoires sont multiples.

Jusqu'ici, les traités de pathologie médicale, tout en signalant au médecin le rôle du chirurgien, n'insistent pas assez nettement sur l'instant opportun de l'acte opératoire. Aujourd'hui encore, les malades ne sont amenés à une intervention qu'après avoir épuisé — tout en s'épuisant eux-mêmes — toutes les ressources du traitement médical. Les insuccès qui assombrissent les statistiques n'ont d'autre cause que ces interventions trop tardives, pratiquées chez des sujets intoxiqués par la résorption biliaire, chez lesquels la cellule hépatique a partiellement perdu sa fonction, et dont la vitalité est amoindrie.

Nous allons donc signaler les affections de l'arbre biliaire qui peuvent nécessiter l'intervention du chirurgien et nous insisterons sur les symptômes spéciaux qui révèlent l'opportunité opératoire.

I. — RÉSUMÉ DE L'ANATOMIE DES VOIES BILIAIRES

Les conduits vecteurs de la bile se composent d'abord d'un système intra-hépatique, dont les branches aboutissent, au niveau du hile du foie, à deux canaux dont la réunion constitue le *canal hépatique*. Celui-ci reçoit comme affluent le *canal cystique*, qui fait suite à la *vésicule*. A partir de ce point, dit *carrefour cystique*, le conduit excréteur de la bile prend le nom de *cholédoque* et se jette dans la deuxième portion du duodénum.

Le foie, comme on le sait, repose sur la masse gastro-intestinale et directement sur l'estomac, les deux premières portions du duodénum et le côlon.

Entre le sillon transverse de la face inférieure

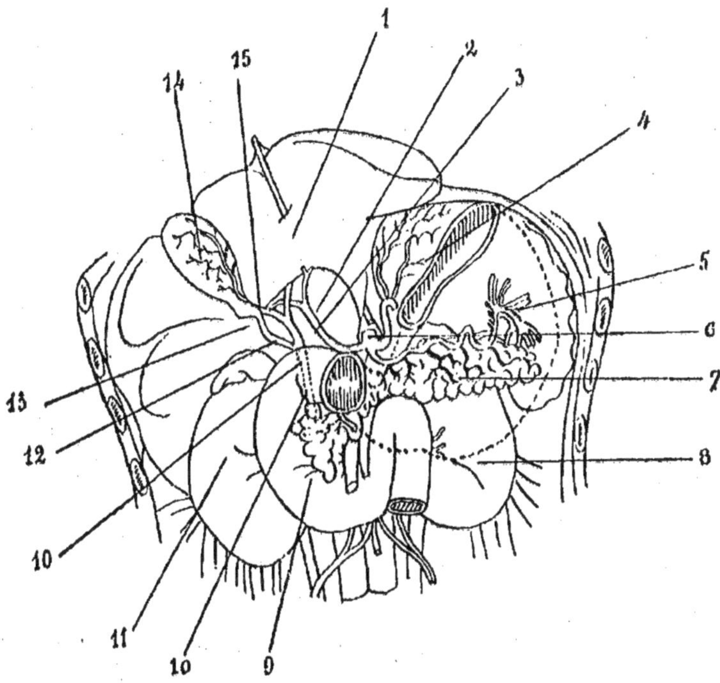

Fig. 1. — Aspect des voies biliaires extra-hépatiques et leurs rapports avec les organes voisins (d'après Testut). — Le cholédoque se voit en pointillé (10) dans les portions rétro et sous-duodénale.

1, face inférieure du foie ; 2, artère hépatique ; 3, veine porte ; 4, estomac ; 5, rate ; 6, tronc cœliaque avec ses trois branches ; 7, pancréas ; 8, rein gauche ; 9, duodénum ; 10, les deux portions du cholédoque ; 11, rein droit ; 12, canal hépatique ; 13, canal cystique ; 14, vésicule ; 15, artère cystique.

du foie, d'une part, la petite courbure de l'estomac et la première portion du duodénum, d'autre part, se trouve tendue la toile séreuse de l'épiploon gastro-hépatique. Le bord libre de ce dernier, situé à droite, limite en avant l'hiatus de Winslow et renferme la veine porte, l'artère hépatique, les canaux hépatique, cystique et cholédoque. Ces conduits (fig. 1) sont sur un plan antérieur à celui de la veine porte et à droite de l'artère hépatique.

Canaux biliaires intra-hépatiques. — Ils n'intéresseront le chirurgien que dans les cas exceptionnels où l'un d'eux deviendra le point de départ d'une collection, par suite d'une dilatation extrême en amont d'un obstacle.

Canal hépatique. — Il naît de la partie droite du sillon transverse ; sa longueur est de 3 centimètres, son diamètre, de 4 millimètres. Compris dans l'épaisseur de l'épiploon gastro-hépatique, il croise la branche droite de l'artère hépatique et de la veine porte pour s'accoler ensuite au côté antéro-externe de ce dernier vaisseau.

Canal cholédoque. — Il fait directement suite au précédent ; sa longueur est de 6 à 7 centimètres ; sa largeur, de 6 millimètres. On peut lui considérer trois portions :

1° *Portion intra-péritonéale.* — Contenu dans le bord libre de l'épiploon gastro-hépatique où il côtoie quelques ganglions, ce segment du cholédoque est seul facilement accessible à la palpation ; à lui seul, il correspond à la moitié de la longueur totale du canal.

2° *Portion rétro-duodénale.* — En émergeant de l'épiploon gastro-hépatique, le cholédoque passe derrière la première portion du duodénum.

3° *Portion pancréatico-duodénale.* — Ensuite, le conduit excréteur longe la deuxième portion du duodénum, en creusant une gouttière dans la tête du pancréas. Il débouche finalement dans l'intestin au niveau de l'ampoule de Vater, après avoir traversé obliquement les tuniques musculeuse, celluleuse et muqueuse.

Ampoule de Vater. — C'est une petite cavité conoïde dont le sommet est percé d'un orifice. Dans cette cavité débouchent le cholédoque et le conduit pancréatique. Cette ampoule forme dans l'intestin une saillie dite *grande caroncule*, laquelle est souvent masquée par une valvule connivente. Cet abouchement du cholédoque correspond à la partie moyenne de la deuxième portion du duodénum, plus près de la face postérieure que de sa partie gauche.

Vésicule. — Elle occupe la fossette cystique, à la face inférieure du foie sur laquelle l'applique le péritoine. Son aspect est piriforme, à grosse extrémité dirigée en avant. Sa longueur est de 10 centimètres; sa largeur maxima, de 4 centimètres. Elle renferme normalement 50 centimètres cubes de bile, mais elle est, comme tous les conduits biliaires, très extensible et susceptible d'acquérir par la distension de vastes proportions.

On lui considère un fond, un corps et un col.

Le *fond* de la vésicule répond au bord tranchant du foie qu'elle déborde de 1 centimètre et qui est échancré à ce niveau. Le *corps* est uni à la face inférieure du foie par quelques vaisseaux et du tissu conjonctif lâche ; il repose sur le duodénum et le côlon, parfois sur le pylore ou le rein droit. Le *col* est flexueux, en S italique ; il présente un renflement ou bassinet, avant de se continuer avec le canal cystique.

Le col vésiculaire répond à la branche droite de la veine porte et repose sur l'angle que fait la première portion du duodénum avec la seconde.

Canal cystique. — C'est un conduit flexueux, plus petit que le canal hépatique, situé dans l'épiploon gastrique, en avant et à droite de la veine porte.

Si on incise les voies biliaires de manière à examiner leur aspect intérieur, on voit que la muqueuse présente quelques plis, comme d'ailleurs cela se présente dans tous les organes capables de subir une certaine distension. La cavité du col vésiculaire, ainsi que de tout le canal cystique, présente *un système de valvules*

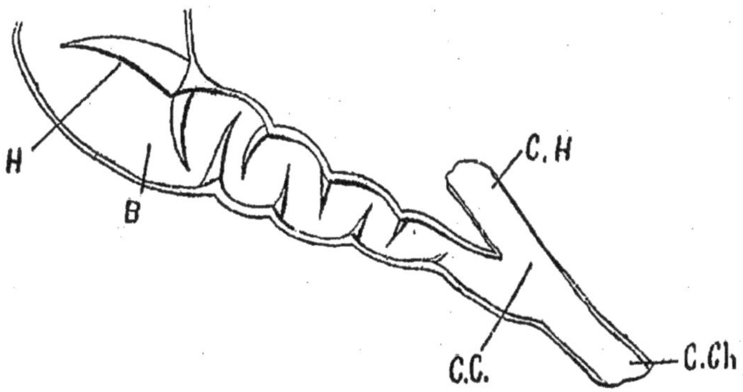

Fig. 2. — Canal cystique (d'après Testut).

On voit dans le canal cystique (B.) les sinuosités et les brides, canal hépatique (C. H.); canal cholédoque (C. Ch.); valvules de Heister (H.); carrefour cystique (C. C.).

dont la disposition est intéressante pour le chirurgien. Le bassinet est en effet limité du côté du corps de la vésicule, comme du côté du canal cystique, par une valvule en forme de croissant. La lumière du canal cystique présente également une série de valvules semi-lunaires qui alternent l'une avec l'autre et rendent à l'état normal le cathétérisme presque impossible.

La *structure* des voies biliaires est analogue à celle de l'intestin. On trouve une séreuse, une musculeuse et une muqueuse.

Nous verrons plus loin que les sutures destinées à unir ou à réparer les parois de ces conduits doivent être exécutées d'après les règles de la chirurgie intestinale.

De la composition et du *rôle de la bile*, nous ne dirons rien, sinon qu'elle est *indispensable* à la fonction digestive et qu'elle est *toxique* pour l'organisme quand il y a résorption.

La toxicité de l'urine a été prouvée expérimentalement par les injections faites aux animaux : introduite sous la peau du lapin, elle le tue à raison de 5 grammes d'urine normale par kilogramme d'animal. Cette toxicité s'accroît dès qu'il y a présence de pigments biliaires. La stase biliaire menace donc non seulement la cellule hépatique troublée dans son fonctionnement, mais encore l'organisme qui s'imprègne de produits toxiques que le rein même normal est impuissant à éliminer en totalité.

Les troubles digestifs occasionnés par la suppression de l'excrétion biliaire sont dus, d'une part, à ce que les graisses ne sont plus émulsionnées, et, partant, rendues absorbables ; d'autre part, à ce que la muqueuse intestinale n'étant plus balayée, décapée par le flux biliaire, est moins apte à remplir son rôle d'absorption.

L'*étude bactériologique* de la bile montre que ce liquide est normalement aseptique dans ses conduits d'excrétion. Bien que ceux-ci débouchent dans le milieu intestinal où pullulent colibacilles et microbes pyogènes, ceux-ci n'ont aucune tendance à remonter au delà des premières portions du cholédoque, par suite du flux continuel qui les refoule vers la cavité intestinale. La bile n'est pas antiseptique, comme on l'a cru naguère ; les microbes y cultivent, surtout dès qu'un obstacle, tel que calcul ou rétrécissement, gêne l'écoulement de ce liquide.

II. — AFFECTIONS CHIRURGICALES DES VOIES BILIAIRES

1° LÉSIONS TRAUMATIQUES.

Elles résultent d'une contusion ou d'une plaie pénétrante de l'abdomen.

Lésions résultant d'une contusion de l'abdomen. — CAUSES ET ANATOMIE PATHOLOGIQUE.

— Il s'agit, en général, d'une rupture ou d'une déchirure. La lésion peut résulter de l'action directe du traumatisme ou d'un éclatement des conduits. Les altérations préalables de la vésicule, de même que son état de réplétion, facilitent cet accident.

La vésicule est le siège de prédilection de ces lésions traumatiques. La quantité de bile épanchée dans le péritoine varie de quelques grammes à plusieurs litres : tantôt ce liquide s'enkyste grâce à la production d'adhérences ; tantôt il se résorbe en laissant simplement sur la séreuse une teinte verdâtre ; tantôt enfin il détermine une péritonite généralisée, quand les conduits biliaires sont préalablement septiques.

Symptomes. — Au moment de l'accident, on constate les symptômes dus au *choc* : pâleur de la face, petitesse du pouls, dépression nerveuse. Si le malade ne succombe pas à l'ébranlement nerveux, ces phénomènes disparaissent et on voit se manifester les signes suivants, lesquels résultent de l'épanchement de la bile dans le péritoine et de la résorption de ce liquide.

L'*ictère* existe dans les trois quarts des cas. Il apparaît du troisième au quinzième jour. L'*épanchement peritonéal* n'est guère perceptible s'il est peu abondant ou si le météorisme dû à la péritonite vient le masquer.

La *zone de matité*, très nette et localisée qu'on constate parfois dans le flanc ou la fosse iliaque droite, révèle l'existence d'une collection biliaire intrapéritonéale, limitée par des adhérences. Cette masse liquide se forme généralement au bout de huit ou quinze jours.

La *décoloration des matières* peut se rencontrer quand il y a rupture du canal hépatique ou du canal cholédoque.

PRONOSTIC. — Il sera toujours réservé. Un cinquième des malades succombe à la suite du choc. Parmi ceux qui survivent, la moitié est emportée par des accidents péritonitiques ou une intoxication lente résultant de la résorption ininterrompue de la bile par la séreuse péritonéale. Un traitement chirurgical appliqué en temps opportun modifiera nécessairement ce pronostic.

Lésions résultant d'une plaie pénétrante de l'abdomen. — Il s'agit généralement de piqûres, de coupures, de plaies par armes à feu qu'accompagnent souvent d'autres lésions du foie. Moins fréquentes que les ruptures succédant à des contusions, elles sont, par contre, plus graves.

SYMPTOMES. — Au sujet des symptômes, nous ne signalerons *que l'écoulement de la bile* par la plaie ; cette constatation est d'une importance capitale. L'ictère, l'épanchement intra-abdominal, les accidents péritonitiques, etc., se rencontrent comme à la suite des contusions abdominales.

COMPLICATIONS. — Les complications inflammatoires sont fréquentes, car l'agent vulnérant est souvent septique. De plus, la plaie biliaire peut s'accompagner d'une lésion de l'intestin qui déverse son contenu dans la cavité péritonéale.

Traitement des lésions traumatiques. — I. TRAITEMENT IMMÉDIAT. — 1° *Accidents dus à une plaie pénétrante.* — On voit le blessé dès les premières heures qui suivent l'accident. Que faire ?

Puisqu'il s'agit d'une plaie de l'abdomen, il ne faut pas que son siège juxta-hépatique modifie la conduite qui doit être suivie vis-à-vis de toute plaie abdominale. Inciser couche par couche au niveau de la plaie, pour y voir clair ; désinfecter chemin faisant ; se rendre compte ainsi si le trajet pénètre ou non dans la cavité péritonéale.

S'il y a effraction de la séreuse, faire une laparotomie médiane et explorer les voies biliaires ; si celles-ci sont indemnes, refermer.

Si elles présentent une lésion, il faudra la réparer : en pratique, trois fois sur quatre, le chirurgien sera réduit à tamponner ; les plaies des voies biliaires se cicatrisent très bien, après un écoulement de bile de courte durée. Néanmoins, si l'état général du malade le permet, il sera préférable de traiter la plaie suivant un mode en rapport avec son siège et son étendue : si la vésicule est lésée, on la suturera ; si la plaie est large ou si le canal cystique est coupé, on fera une cholécystectomie ; si le cholédoque est divisé, on liera chaque extrémité et on fera une cholécystentérostomie ou on greffera le bout supérieur dans l'intestin ; si le canal hépatique est lésé, on tâchera de suturer.

2° *Accidents dus à une contusion de l'abdomen.* — La contusion, qu'elle porte sur la région para-biliaire ou sur un point quelconque de l'abdomen, n'entraîne pas une indication chirurgicale aussi absolue qu'une plaie pénétrante.

Voici la règle à suivre : laisser passer quelques heures pour voir si les phénomènes de choc s'évanouissent ; aider à leur disparition par des injections sous-cutanées d'eau salée (1 000 ou 1 500 grammes) ; au bout de quelques heures, si le pouls reste faible, ou si le sujet réagit fortement au moindre palper abdominal, pratiquer de suite une laparotomie ; intervenir également si le ventre tend à se ballonner ou s'il y a de la matité dans la fosse iliaque droite; surtout ne pas attendre que l'ictère ou les accidents péritonitiques apparaissent. Inciser sur la ligne médiane; si le jour est insuffisant, abaisser une perpendiculaire qui coupe le muscle grand droit en travers; chercher la rupture et la traiter par la suture ou le tamponnement.

II. Traitement des accidents tardifs. — 1° *La péritonite est déclarée.* — On constate des vomissements, du ballonnement abdominal, le pouls est petit et rapide, etc. On doit ouvrir l'abdomen, laver, drainer, et faire sous la peau des injections d'eau salée.

2° *Présence d'une collection enkystée.* — Une *collection enkystée* est nettement perçue dans un point quelconque à la surface du ventre, huit, dix ou quinze jours après que les accidents du début se sont amendés. Une ponction exploratrice ramène un liquide jaune verdâtre. Inciser la collection et drainer.

2° ANGIO-CHOLÉCYSTITES INFECTIEUSES.

Pathogénie. — La plupart des affections de l'arbre biliaire sont d'origine infectieuse. Cela s'explique aisément : le cholédoque, en effet, débouche en pleine cavité intestinale où pullulent les colibacilles, des microbes pyogènes et, dans certains états pathologiques, des germes plus virulents, tels que le bacille d'Eberth ou le bacille virgule. Normalement la bile est stérile, car le flux se faisant du foie vers l'intestin, les microorganismes ne remontent pas le courant et n'ont pas tendance à envahir les voies biliaires supérieures. Mais, qu'une cause quelconque, bouchon muqueux, calcul ou autre *obstacle*, vienne à ralentir l'excrétion, l'arbre biliaire est tout préparé à subir l'infection ascendante. La stase en amont d'un obstacle n'est pas une condition nécessaire à l'apparition des accidents inflammatoires. Un grand nombre d'angiocholites reconnaissent pour cause l'*exaltation de la virulence des colibacilles* ou autres microbes qui cultivent normalement dans l'intestin. Si cette virulence est atténuée ou si le foie est vierge de tout antécédent morbide, l'infection sera légère : elle ne dépassera guère la muqueuse des conduits biliaires et nous assisterons à l'évolution d'un *ictère infectieux bénin*. Si, au contraire, la virulence microbienne est exagérée, ou si le foie du sujet est déjà malade, l'infection frappe d'emblée les fins canalicules et les cellules hépatiques. Ainsi se trouve réalisée l'atrophie jaune aiguë du foie qui répond cliniquement à l'*ictère grave*, « dernier anneau de la chaîne ininterrompue des ictères infectieux dont l'ictère catarrhal est le premier » (Chauffard).

L'infection suraiguë peut se localiser sur les voies biliaires extra-hépatiques et spécialement sur la vésicule : il en résulte une série d'accidents toxiques s'accompagnant ou non de la perforation du cholécyste avec péritonite consécutive : c'est ce qu'on est convenu d'appeler la *septicémie biliaire* ; elle est le plus souvent liée à l'infection cholérique ou à une fièvre typhoïde à son décours.

A côté de ces angiocholites aiguës, on peut voir se produire des angiocholites chroniques. A ces dernières se rapporte la *cirrhose hypertrophique biliaire* de Hanot.

Anatomie pathologique. — Le degré des lésions dépend de la virulence de l'agent pathogène, de l'ancienneté de l'affection biliaire et de l'état antérieur du foie.

1° *Canaux intra-hépatiques.* — Tantôt on trouve une lésion superficielle de la muqueuse avec chute de l'épithélium et formation de cellules embryonnaires qui bouchent les conduits et déterminent de la rétention (*ictère catarrhal*).

Classification des angio-cholécystites infectieuses.

CHOLÉCYSTITES (infections de la vésicule).	**aiguës**.....	suraiguë (*septicémie biliaire*).
		pyocholécystite (*abcès chaud de la vésicule*).
		péricholécystite (*abcès péri-vésiculaires ou adhérences*).
	chroniques	tuberculeuse (*abcès froid de la vésicule*).
		suppurée (*empyème de la vésicule*).
		séreuse (*hydropysie de la vésicule*).
ANGIOCHOLITES PROPREMENT DITES (infections du cholédoque, du canal hépatique et des branches principales des conduits intra-hépatiques).	**aiguës** / **chroniques**	coïncident souvent avec la cholécystite.
HÉPATITES INFECTIEUSES (infections des radicules biliaires).	**aiguës**.....	Ictère infectieux bénin (*ictère catarrhal*).
		Ictère infectieux grave (*ictère grave*).
	chroniques	*Cirrhose hypertrophique biliaire de Hanot.*

Tantôt on rencontre une infection plus profonde, déterminant des abcès biliaires intra-hépatiques, *abcès aréolaires* de Chauffard ; ceux-ci résultent soit de la dilatation des conduits gorgés de pus, soit de la réunion de petits foyers développés autour des canalicules et se réunissant pour former des abcès plus importants. Tantôt enfin, la réaction péri-canaliculaire aboutit à de la *sclérose* avec hypertrophie du foie (cirrhose biliaire de Hanot).

2° *Conduits extra-hépatiques et vésicule.* — Les canaux biliaires peuvent être distendus, épaissis ou rétractés. Ils sont très souvent englobés au milieu d'*adhérences* qui gênent singulièrement l'exploration intra-abdominale. Les lésions les plus communes se constatent au niveau de la vésicule. Celle-ci peut être englobée dans une gangue de néo-membranes qui la rendent invisible. Son contenu est tantôt un mucus clair, tantôt de la bile septique, tantôt du pus crémeux ou noirâtre. Les tuniques du cholécyste sont tantôt amincies, tantôt épaissies et ulcérées, tantôt infiltrées de pus. *Les perforations* du réservoir biliaire sont chose assez commune. Elle peuvent survenir brusquement au cours du choléra ou au décours de la fièvre typhoïde, en occasionnant une péritonite aiguë (septicémie biliaire). Le plus souvent, il s'agit d'une perforation lente précédée d'une péritonite locale adhésive aboutissant à des *abcès péri-vésiculaires*. Ces abcès, une fois constitués, se font jour tantôt vers les bronches, tantôt vers la peau; d'autres fois, ils s'ouvrent dans l'intestin. *Des fistules* succèdent le plus souvent à ces ouvertures spontanées.

SYMPTOMES. — Le début de la maladie se caractérise par quelques troubles dyspeptiques auxquels viennent s'ajouter des phénomènes hépatiques et des signes généraux.

Le *foie* est augmenté de volume, déborde légèrement les côtes et se révèle sensible à la pression.

La *fièvre*, dite *bilio-septique*, affecte le plus souvent le type INTERMITTENT. Elle simule alors l'accès paludéen avec ses trois stades successifs de *frisson*, *chaleur* et *sueur*. Elle diffère de l'accès palustre par ses apparitions irrégulières et par l'ineffacité du sulfate de quinine. La forme intermittente de la fièvre bilio-septique ne se présente qu'au début de la maladie. A mesure que les voies biliaires supérieures se prennent et que l'intoxication s'accentue, la crise fébrile perd sa forme intermittente, la phase apyrétique disparaît; la température ne revient pas à la normale, elle baisse simplement d'un degré ou plus ; la fièvre est donc RÉMITTENTE.

A la longue, à mesure que l'intoxication s'approfondit les rémissions font défaut : la fièvre devient CONTINUE.

L'*ictère* résulte le plus souvent de l'encombrement des voies biliaires intra-hépatiques par les déchets épithéliaux et les sécrétions.

Il est donc plus fréquent dans les angiocholites infectieuses primitives que dans les angiocholites secondaires à des calculs, à moins que ceux-ci ne bouchent le cholédoque ou le canal hépatique.

La *vésicule* attire l'attention du clinicien quand elle est le siège d'une infection (cholécystite). Le palper révèle de la sensibilité. A un travers de doigt en dehors du muscle grand droit et au-dessous du rebord costal, on sent parfois une tuméfaction qui répond au cholécyste distendu ou à un magma d'adhérences formé dans son voisinage.

3° LITHIASE BILIAIRE.

ÉTIOLOGIE. — La calculose biliaire résulte d'une *infection*. De même que les calculs de l'appendice cæcal proviennent de la précipitation des sels de chaux à la suite des fermentations intestinales, de même, l'envahissement colibacillaire détermine à la surface de la muqueuse biliaire une sécrétion qui altère la bile, précipite la cholestérine et le bilirubinate de chaux et donne ainsi naissance à des calculs.

Anatomie pathologique. — *Aspect des calculs.* — Le volume varie de la dimension d'un grain de poussière (bouillie biliaire) à celui d'une noisette. Quand ils sont multiples, leur surface est taillée à facettes ; quand ils sont isolés, leur surface est grenue, rugueuse, chagrinée. Leur couleur est généralement noirâtre.

Siège des calculs. — On les trouve surtout dans la vésicule. C'est là qu'on les rencontre groupés en plus grand nombre. Dans les canaux intrahépatiques, ils peuvent être petits et multiples, plus volumineux avec dilatation rétrograde. Dans le cholédoque, le calcul est le plus souvent unique ; il détermine une oblitération plus ou moins complète par suite de la présence des sels calcaires qui, secondairement, viennent encroûter le corps étranger enclavé.

Rapports des calculs avec les parois des canaux biliaires. — Parfois mobiles, ils sont, dans d'autres cas, adhérents aux conduits lorsque l'accroissement s'est fait sur place.

Dans la vésicule, ils sont tantôt libres et

multiples, tantôt fixés par les parois rétractées et sclérosées. Parfois enfin, ils sont multiples et incrustés dans les parois vésiculaires qui semblent tapissées d'une mosaïque ou incrustées de sels calcaires.

La bile est souvent septique ; elle apparaît sous forme d'une bouillie plus ou moins claire. En cas d'oblitération du canal cystique, la vésicule est distendue par un mucus clair sécrété par les parois.

État des parois. — Tantôt la vésicule est distendue et saine, comme cela se voit dans les oblitérations du canal cystique, tantôt elle est, au contraire, rétractée par suite de l'inflammation chronique de ses tuniques dans les cas de calculose du cholédoque (*Loi de Courvoisier et Terrier*).

La muqueuse des voies biliaires est rouge, épaissie, parfois ulcérée ; la musculeuse est hypertrophiée ; des adhérences multiples unissent les conduits aux organes voisins.

De même que dans les angiocholites infectieuses, on peut voir se produire des perforations du cholécyste avec péritonite généralisée ou bien avec abcès péri-vésiculaires.

Symptomes. — La *radiographie* ne donne pas encore de résultats appréciables, car, d'une part, le foie projette sur l'image une ombre très marquée sur laquelle la reproduction des corps étrangers se détache mal; d'autre part, les calculs de cholestérine laissent passer les rayons X. Seuls, les pigments biliaires arrêtent ces derniers dans une certaine proportion.

Calculs de la vésicule. — Ceux-ci se révèlent parfois par une *douleur* qu'on détermine par la pression sur la vésicule; mais généralement, c'est un accès de *coliques hépatiques* qui traduit cliniquement leur existence. Ces coliques hépatiques peuvent être franches avec vomissements, douleurs violentes et ictère passager, ou bien légères, incomplètes; elles sont dites alors frustes.

Souvent les calculs vésiculaires ne se révèlent par *aucun symptôme douloureux.*

Calculs du canal cystique. — Ils peuvent aussi déterminer des crises douloureuses quand ils sont mobiles. Parfois, leur enclavement détermine l'oblitération du canal et la *distension de la vésicule* que l'on perçoit par le palper.

Calculs du cholédoque. — Ces derniers peuvent se révéler par les symptômes suivants:

Ictère persistant dans la moitié des cas; dans l'autre moitié des cas, cet ictère est intermittent ou n'existe pas; cela tient à ce que le calcul ménage une partie de la lumière du canal et ne l'oblitère pas complètement.

Signes de cholémie : Amaigrissement, insomnie, démangeaisons.

Signe de Courvoisier-Terrier : Le palper de la vésicule ne révèle pas sa présence dans les neuf dixièmes des cas. Cette atrophie du cholécyste provient de l'inflammation chronique et de la rétraction consécutive de ses parois.

Douleur provoquée : En se tenant à gauche du malade, si on déprime la paroi abdominale de manière à toucher la gouttière vertébrale droite, on détermine parfois de la douleur ou une sensibilité très vive.

Complications. — *Infection.* — Celle-ci est la complication la plus fréquente des calculs biliaires ; présence de corps étrangers, irritation et poussées congestives passagères ; communication des conduits avec le milieu septique de l'intestin, toutes les conditions sont réalisées pour faire apparaître l'angiocholite. Nous ne reviendrons pas sur la description des accidents septiques biliaires, ni sur les caractères de la *fièvre bilio-septique* (Voy. *Angiocholites*, page 23). Ces accidents infectieux n'ont pas de tendance à la guérison spontanée. Chaque poussée diminue la résistance du foie, et l'infection biliaire favorise la production de nouveaux calculs. C'est contre cette complication que la chirurgie a le plus souvent à lutter.

Occlusion intestinale. — Si un gros calcul perfore la vésicule et l'intestin préalablement unis par des adhérences, il se trouve lancé dans la circulation intestinale. Pour peu que quelques incrustations stercorales viennent augmenter son volume, son diamètre excède celui de l'iléon et l'obstruction se produit.

Le chirurgien appelé pour intervenir dans de pareilles conditions n'aura qu'à inciser l'intestin pour énucléer le corps du délit, à moins que les accidents de sphacèle ne l'obligent à pratiquer une résection.

Perforations. — A propos de la cholécystite infectieuse, nous avons vu que la virulence des microorganismes pouvait aboutir à l'ulcération et à la perforation du cholécyste.

Les calculs peuvent provoquer le même accident : si la perforation est lente, elle établit une communication avec les viscères voisins, et nous assistons à de véritables débâcles de calculs dans les selles.

Cette ouverture spontanée se produit, en effet, le plus souvent dans le côlon ou le duodénum. Elle peut se faire également au niveau de la peau, dans les bronches, etc. Ces perforations de la vésicule peuvent se produire brusquement, sans formation préalable d'adhérences ; dans ce cas, il en résulte une péritonite suraiguë.

Abcès et fistules. — Nous venons de voir que la vésicule calculeuse pouvait se rompre derrière un rempart d'adhérences et donner ainsi naissance à des collections suppurées qui évoluent dans le voisinage du cholécyste. Leur siège et leur migration ne diffèrent pas sensiblement des abcès péri-vésiculaires non calculeux. C'est dire qu'ils peuvent s'ouvrir à la peau, dans les bronches, l'intestin ou le péritoine. Ces abcès renferment le plus souvent des calculs qui s'éliminent avec ce pus. Des fistules de longue durée leur succèdent le plus souvent.

4° AFFECTIONS DIVERSES DES VOIES BILIAIRES.

Les lésions traumatiques de l'arbre biliaire, les angiocholites et la lithiase ne sont pas les seules affections contre lesquelles la chirurgie ait à lutter. Il est encore un certain nombre de lésions qui, par l'oblitération biliaire qu'elles provoquent, peuvent nécessiter une intervention. Ce sont : les *sténoses cicatricielles* des conduits extra-hépatiques, sténoses qui succèdent à des ulcérations guéries et comblées par un tissu rétractile.

Le *cancer des voies biliaires*, qui peut se localiser sur le *cholédoque*, l'*ampoule de Vater* ou la *vésicule*; l'épithélioma de la vésicule pourra au début être traité par la cholécystectomie; celui du cholédoque sera justiciable d'une résection suivie d'une cholécystentérostomie; au cancer de l'ampoule de Vater sera réservée une cholédocystentérostomie.

Le *cancer de la tête du pancréas* est une affection fréquente à laquelle il faut immédiatement penser chez un sujet âgé, atteint d'obstruction biliaire complète, progressive, avec distension de la vésicule et sans antécédents douloureux. Si l'on fait absorber du salol au malade, cette substance n'est plus décomposée par le ferment glycolytique en phénol et acide salicylique, ainsi que le démontre l'absence de coloration grenat des urines traitées par le perchlorure de fer. Le cancer de la tête du pancréas n'est justiciable que de la cholécystentérostomie. Celle-ci ne donnera que trois mois de survie, en moyenne, tandis que, dans le cas de cancer du cholédoque, le malade opéré pourra vivre encore un an et davantage. On sait le cas d'un médecin de Paris connu qui, opéré pour un cancer du cholédoque, survécut pendant plus d'un an à une simple cholécystentérostomie et continua même de fréquenter son service hospitalier.

Les *ganglions juxta-biliaires* hypertrophiés, qui compriment le pédicule hépatique.

Les *kystes hydatiques* développés dans le voisinage des canaux.

Ces diverses lésions ont pour résultat commun d'entraîner des accidents d'obstruction biliaire et ne sont diagnostiquées le plus souvent qu'au cours d'une laparotomie.

5° INDICATIONS OPÉRATOIRES.

Nous avons vu que le diagnostic anatomique des lésions biliaires n'était pas toujours possible, tant s'en faut. D'ailleurs, cette lacune clinique n'a pas grande importance au point de vue thérapeutique, car à une affection donnée ne correspond pas un traitement identique.

L'indication opératoire dépend avant tout de l'état symptomatique du patient. C'est donc sur ce dernier exclusivement que le médecin se basera pour intervenir. Les opérations chirurgicales, trop rarement pratiquées vis-à-vis des affections biliaires, ne sauraient néanmoins convenir à tous les cas. On ne fera évidemment pas de laparotomie chez un sujet atteint d'un simple ictère catarrhal ou d'une légère colique hépatique.

Le traitement médical conserve sa place dans les formes récentes et bénignes des affections biliaires. Le lait, les eaux alcalines, les purgatifs salins, les lavements froids, et peut-être le benzo-naphtol seront employés à l'exclusion des médicaments soi-disant hépatiques ou cholagogues, dont l'efficacité n'a jamais été démontrée. Toutefois, ce régime ne devra pas se prolonger, dès que le malade commencera à s'épuiser.

Il en est en effet de la chirurgie biliaire comme de la chirurgie gastro-intestinale, les interventions seront bénignes le jour où elles seront précoces.

Nous allons étudier séparément les états symptomatiques qui, isolément et *a fortiori* quand ils sont réunis, imposent l'intervention du chirurgien.

Ces indications sont au nombre de six :

1° L'*ictère* ou plutôt l'*obstruction biliaire*;

2° Les *douleurs* ;

3° La constatation d'une *masse, même peu étendue, au niveau de la vésicule* ou dans son voisinage ;

4° L'augmentation du *volume du foie*;

5° Des *phénomènes généraux* : fièvre ou amaigrissement;

6° L'existence d'une *fistule biliaire.*

1° **OBSTRUCTION BILIAIRE.** — Ictère, décoloration des matières fécales, pigmentation de l'urine, voici les trois signes de rétention biliaire. Quand ils existeront depuis six semaines, sans tendance à l'atténuation, il faudra intervenir chirurgicalement. L'obstruction biliaire n'étant pas toujours complète, le tableau clinique est quelquefois moins net. On peut observer simplement du subictère au niveau des conjonctives et de la muqueuse buccale, des démangeaisons, de l'insomnie et de l'amaigrissement. Le délai de six semaines que nous avions fixé pour intervenir en cas d'obstruction complète peut être prolongé quand les symptômes sont ainsi atténués; il devra, par contre, être réduit, si on constate l'altération de l'état général, de la fièvre, des douleurs ou l'augmentation de volume du foie.

En cas d'obstruction biliaire, il faudra toujours rechercher dans les urines les manifestations d'*insuffisance hépatique*; celle-ci étant constatée, l'intervention opératoire ne devra pas être trop différée.

Les caractères urinaires de l'insuffisance hépatique sont les suivants : *diminution des urines* (moins d'un litre en vingt-quatre heures), *coloration* très foncée, présence de l'*urobiline*, *diminution de l'urée*, résultat positif à la suite de l'*épreuve de la glycosurie alimentaire*, augmentation de *la toxicité urinaire*.

Nous rappellerons, au sujet de l'obstruction biliaire, qu'elle est une menace pour la vitalité de la cellule hépatique et qu'elle compromet la résistance vitale du sujet par l'intoxication qu'elle provoque et les troubles digestifs qu'elle entraîne. On ne retardera donc pas l'intervention au delà des limites que nous avons fixées.

2° DOULEURS. — Les phénomènes douloureux qui se rapportent à la lithiase biliaire revêtent souvent la forme de crises dites *coliques hépatiques*. Un seul accès isolé, léger, apyrétique, ne constitue évidemment pas une indication chirurgicale bien qu'on n'en demande pas davantage à un calcul vésical pour décider son broiement.

Pour que l'indication opératoire soit formelle, il faut voir se réaliser une des trois conditions suivantes : *violence d'une crise*, *répétition des accès* à intervalles peu éloignés, *réaction fébrile* au moment ou à la suite de l'un d'eux.

Les douleurs à point de départ vésiculaire ne sont pas toutes causées par la lithiase. Il en est quelques-unes liées uniquement à un état inflammatoire du cholécyste avec réaction légère du péritoine voisin. Ces « fausses coliques » hépatiques, survenant chez de « *faux calculeux* », n'en sont pas moins justiciables d'une intervention chirurgicale ; seule, la technique de celle-ci différera : dans un cas, elle consistera à extraire les calculs, dans l'autre à drainer simplement les voies biliaires.

3° **MASSE VÉSICULAIRE OU PARA-VÉSICULAIRE.** — Chaque fois qu'on sentira une masse en dehors du muscle grand droit et au-dessous du rebord costal du côté droit, il faudra penser à une lésion vésiculaire ou para-vésiculaire et faire sans tarder une laparotomie. Si l'exploration révèle l'existence d'*une vésicule volumineuse*, tendue, allongée et lisse, on pensera de préférence à un cancer du cholédoque ou du pancréas, ou encore à un calcul du cystique. Si *la vésicule est bosselée*, irrégulière et ferme, on pensera plutôt à un cancer vésiculaire ou à une masse de calculs. Si enfin on perçoit une masse étalée, mal circonscrite, on pourra songer à un abcès ou à un *magma d'adhérences péri-vésiculaires*.

4° **AUGMENTATION DE VOLUME DU FOIE.** — Quand

le foie est hypertrophié, quand on perçoit nettement son bord antérieur, dépassant de quelques travers de doigt les fausses côtes droites, on pourra discuter la nécessité d'une intervention. *Le rôle du chirurgien s'impose* quand le malade, porteur d'un gros foie, présente en même temps, soit des phénomènes d'*obstruction biliaire*, soit de la *fièvre* ou des *douleurs*; mais quand ces symptômes font défaut, faut-il intervenir quand même ? Autrement dit, doit-on pratiquer une laparotomie chez un sujet atteint d'hépatomégalie, sans certitude, ni même probabilité que cette hypertrophie soit liée à une lésion biliaire ou péribiliaire ?

Il va sans dire que cette question ne se posera pas en présence d'un foie cardiaque, diabétique ou cancéreux. Mais, en dehors de ces affections dont le diagnostic n'est généralement pas difficile, est-il indiqué au chirurgien d'intervenir ? — Des malades porteurs de cirrhoses hypertrophiques, de gros foies paludéens ou d'affections analogues ont été traités par une laparotomie exploratrice, avec ou sans décollement d'adhérences. Plusieurs ont été améliorés ; quelques-uns ont guéri. Nous ignorons le mécanisme qui a présidé à la guérison de ces cas heureux. Nous pouvons toutefois en conclure qu'on peut permettre une intervention sans l'imposer, car en admettant que l'hypertrophie hépatique ne soit pas influencée par elle, une laparotomie, faite dans de bonnes conditions, est toujours inoffensive.

5° **PHÉNOMÈNES GÉNÉRAUX.** — Les phénomènes généraux constatés au cours des affections biliaires résultent soit des accidents infectieux, caractérisés avant tout par la fièvre ; soit des phénomènes de dénutrition, résultant de l'arrêt du flux biliaire. L'intervention s'impose donc sans aucun retard, s'il y a à la fois de l'ictère et de la fièvre. Nous ne faisons exception que pour les légers phénomènes fébriles qui peuvent se constater pendant les premiers jours d'un ictère infectieux bénin (ictère catarrhal). Quand un malade présente à la fois des symptômes d'infection et d'obstruction biliaire, il est menacé par les toxines microbiennes et les poisons biliaires ; son organisme est affaibli par les troubles digestifs et l'insuffisance hépatique. Le rôle du chirurgien sera donc *de drainer les voies biliaires, pour abaisser la tension du foie et laisser couler la bile septique au dehors.*

La fièvre et l'ictère peuvent faire défaut. On tiendra compte alors de la perte des forces, de l'amaigrissement progressif et de l'insuffisance hépatique constatée par les urines. — Le chirurgien n'attendra pas que le malade soit trop affaibli pour intervenir.

6° **FISTULES BILIAIRES**. — Un abcès vésiculaire ou péri-vésiculaire peut s'ouvrir spontanément au niveau de la paroi abdominale. Le pus s'élimine, mêlé ou non à des calculs. A la suite de cette évacuation, une fistule persiste et laisse échapper de la bile en plus ou moins grande quantité. Cette fistule est dite *spontanée*. Plus souvent, la fistule est *chirurgicale* et succède à une cholécystostomie. En présence d'une lésion de cette nature, on patientera un mois, six semaines; on fera l'examen bactériologique du liquide : si ce dernier est stérile, le drainage n'a plus sa raison d'être; le chirurgien devra faire disparaître cette infirmité, soit en réséquant la vésicule, soit en soulevant l'obstacle siégeant sur le cholédoque, ou encore en faisant une cholécystentérostomie. D'une façon générale, on peut dire, en présence d'une fistule biliaire, persistant au delà de un à deux mois, qu'il y a oblitération du cholédoque et qu'il faut opérer. Quand ce dernier est libre, la fistule se ferme spontanément.

EN RÉSUMÉ, les indications découlent de deux

accidents principaux : 1° l'obstruction biliaire qu'il faut faire disparaître ; 2° l'infection des voies biliaires qu'il faut drainer.

1° Obstruction biliaire. — Celle-ci est consécutive à l'une des lésions suivantes : *a.* Lésions inflammatoires qui tuméfient la muqueuse, et l'encombrent de produits de sécrétion. — *b.* Un ou des calculs. — *c.* Une tumeur du voisinage comprimant les conduits d'excrétion (cancer de la tête du pancréas, kyste hydatique du foie, ganglions hypertrophiés, masse d'adhérences). — *d.* Une altération des parois du cholédoque (sténose cicatricielle, cancer des voies biliaires).

De toutes ces causes obstruantes, la plus fréquente est *le calcul du cholédoque.* Derrière l'obstacle, la bile s'accumule, la tension augmente dans les voies intra et extra-hépatiques. Il en résulte des accidents de résorption biliaire qui intoxiquent l'organisme, et menacent de dégénérescence la cellule hépatique.

Dans les cas de ce genre, la désobstruction chirurgicale est une question de vie ou de mort. Mais pour être utile, il faut qu'elle soit faite en temps opportun, que les cellules du foie ne soient pas encore désorganisées, et que l'organisme soit encore résistant.

En présence d'une obstruction biliaire, le chirurgien cherchera :

1. A faire disparaître la cholémie et la tension biliaire, soit en soulevant l'obstacle, soit en incisant les voies biliaires au-dessus de ce dernier.

2. A rétablir le cours de la bile dans l'intestin, soit directement en faisant disparaître l'obstacle, soit indirectement par une anastomose avec l'intestin.

2° Infection des voies biliaires. — En présence d'un foyer septique quelconque, le devoir d'un chirurgien est de l'ouvrir pour permettre l'évacuation complète et rapide des microbes, ainsi que de leurs produits de sécrétion. Quand les voies biliaires seront infectées, et quand cette infection ne semblera pas vouloir disparaître rapidement, il faudra les ouvrir et les drainer. La vésicule, ce réservoir membraneux branché sur le trajet de la conduite biliaire, semble être un drain placé par la nature prévoyante pour permettre de parer aux accidents infectieux. Il suffira de l'inciser et de le fixer à la peau pour désinfecter l'arbre biliaire. Ce drainage se trouve indiqué dans un grand nombre de cas : qu'il s'agisse d'une infection primitive (angiocholite infectieuse), ou de calculose avec infection concomitante. Par cette fistule chirurgicale, on se rendra compte de la désinfection progressive des voies biliaires, à l'aide de cultures que l'on répétera de temps en temps.

III. — TECHNIQUE OPÉRATOIRE.

A propos de technique, nous donnerons d'abord la description succincte des divers *instruments et objets de pansement* qui doivent être employés dans les interventions sur les voies biliaires. D'ailleurs, ils ne diffèrent pas sensiblement des objets employés dans les autres branches de la chirurgie abdominale.

Nous étudierons ensuite les divers *manœuvres*, *détails* et *soins opératoires* qui accompagnent, précèdent ou suivent les interventions.

Nous terminerons enfin par la description des *diverses opérations* proprement dites.

1° INSTRUMENTS ET OBJETS DE PANSEMENT.

Le chirurgien aura à sa disposition les *instruments* dont la liste suit :

Un bistouri ;
Une paire de ciseaux droits ;
Une pince à disséquer ;
Une sonde cannelée ;

Un stylet d'argent souple ;

Quinze pinces hémostatiques à mors courts ;

Six pinces clamps pouvant servir soit à l'hémostase, soit à repérer les compresses ;

Deux petites pinces à dents de souris ;

Une large valve abdominale pouvant jouer le rôle d'écarteur ;

Une aiguille à manche ;

Quelques petites aiguilles courbes qu'on tiendra à l'aide d'une pince hémostatique ;

Une ou deux curettes ;

Une pince à cadre ;

Une seringue en verre stérilisable ;

Un thermocautère ;

Un aspirateur Potain ou Dieulafoy ;

Quelques bougies filiformes pour le cathétérisme ;

Un drain de verre, d'aluminium ou de caoutchouc.

Pour les *sutures*, on emploiera le catgut n° 2, la soie n° 0 et du fort crin de Florence.

Pour garnir le *champ opératoire*, on se servira de vulgaires serviettes ; pour éponger le sang et maintenir l'intestin, rien n'est supérieur aux compresses de singalette (gaze à beurre).

Tous ces objets seront stérilisés.

Les instruments auront été placés à l'étuve à 180° ou bouillis pendant vingt minutes dans une solution de borax; les fils, les compresses, la ouate et les drains seront mis à l'autoclave à 125° pendant dix minutes. Les bougies de gomme seront mises à l'étuve à 120° pendant vingt minutes ou bien savonnées, rincées, séchées et placées pendant quarante-huit heures, dans un tube de verre renfermant une pincée de trioxyméthylène.

Les catguts seront mis avec les instruments à l'autoclave, à l'étuve, ou dans une bouilloire, après avoir été préalablement placés dans un tube de métal résistant, hermétiquement fermé et à demi rempli d'alcool absolu.

2° SOINS PRÉ-OPÉRATOIRES.

Comme avant toute opération abdominale, le malade devra prendre, la veille de l'opération, un grand bain savonneux et un purgatif salin. Chez les malades très affaiblis, quelques chirurgiens font des injections sous-cutanées d'eau salée pendant plusieurs jours. Nous les croyons indiquées chez les sujets dont la tension artérielle est abaissée, mais non chez les autres. A notre avis, il y a, au contraire, intérêt chez les sujets affaiblis à intervenir le plus tôt possible, sans continuer les errements du traitement médical. Ces *injections d'eau salée* seront généralement très utiles pendant les quelques jours qui suivent l'intervention. Le liquide employé sera de l'eau de source, filtrée, additionnée de 7gr,50 de sel marin par litre et portée à l'autoclave à 125°. Pour l'injecter, on se servira de la seringue de verre ou d'un simple bock-laveur, armés d'une aiguille Dieulafoy. Ces injections se font de préférence dans les muscles de la cuisse. On injectera en une seule fois 300 grammes dans chaque cuisse et on répétera cette petite opération plusieurs fois par jour, jusqu'à concurrence de 1200, 1800 grammes et plus.

3° MANŒUVRES CHIRURGICALES DEVANT ÊTRE UTILISÉES AU COURS DES INTERVENTIONS BILIAIRES.

Tracé de la laparotomie para-biliaire. — Pour aborder les voies biliaires, on pourra choisir entre quatre incisions différentes.

1° *Incision verticale et médiane.* — C'est l'ouverture la plus employée : elle commence à l'appendice xiphoïde et se termine au-dessous de l'ombilic. On y aura recours chaque fois que, le diagnostic n'étant pas assez précis, le chirurgien ne sera pas fixé sur le mode d'intervention qu'il va exécuter, c'est-à-dire dans la majorité des cas.

2° *Incision verticale et latérale.* — C'est à elle qu'on s'adressera quand on sentira la vésicule ou bien quand le chirurgien saura de façon certaine que c'est sur elle que doit porter l'opération.

3° *Incision en L renversé.* — Le ventre étant ouvert par l'une des deux incisions ci-dessus décrites, il peut se faire que le jour ne soit pas suffisant. Dans ce cas, pour l'agrandir, on abaisse une perpendiculaire sur l'incision verticale, en coupant en travers le muscle grand droit. Ce mode de laparotomie éclaire largement le champ opératoire. Pour éviter les éventrations, on suturera la paroi avec grand soin, et, si on doit drainer, on fera passer le tube par la branche verticale de l'ouverture.

4° *Incision oblique.* — Elle se pratique à deux travers de doigt au-dessous du rebord costal et parallèlement à lui.

Elle donne beaucoup de jour, permettant de voir toute la face inférieure du foie. Les chirurgiens français n'y ont guère recours.

Exploration intra-abdominale des voies biliaires. — Celle-ci doit précéder toute intervention sur les voies biliaires. Elle devra être pratiquée d'une façon méthodique dont on ne devrait jamais se départir.

L'abdomen ouvert, il faut s'orienter, chercher le bord inférieur du foie, et se porter vers la vésicule. Si on la trouve, on la suit jusqu'à l'épiploon gastro-hépatique dont on sent le bord libre ; le doigt contourne ce dernier, pénètre dans l'hiatus de Winslow et explore les canaux cystique, hépatique et cholédoque. Cette exploration est souvent difficile, car la vésicule peut être atrophiée et les conduits biliaires noyés dans un magma d'adhérences qui bouchent l'hiatus de Winslow et unissent ensemble vésicule, côlon, duodénum et pylore. Dans ces cas, on détachera les adhérences avec soin ; pour cela, on fera usage des doigts, de la sonde cannelée, ou mieux de la pointe mousse d'une paire de ciseaux fermés. Si une artériole saigne, il faut la lier ; si l'intestin se trouve dénudé de sa séreuse, même sur une petite étendue, il faut rapprocher les bords libres de cette tunique par un petit surjet à la soie. En effet, les colibacilles traversent la paroi intestinale dépourvue de séreuse et infectent le péritoine ; de plus, les adhérences qui prennent naissance au niveau d'une anse intestinale dépourvue de sa première tunique ne se résorbent jamais et sont définitives. Au cours de cette laparotomie, on peut trouver des calculs, une tumeur ou des abcès ; souvent, on ne constate que des adhérences. Les simples manœuvres qui accompagnent alors l'exploration ont parfois amené la guérison. Il s'agissait de certains cas de péri-angio-cholécystite où les adhérences constituaient toute la maladie.

Drainage sous-hépatique. — C'est un principe général d'appliquer le drainage chaque fois qu'une plaie opératoire est susceptible d'avoir été contaminée ou qu'un suintement séreux, sanguinolent ou séro-purulent peut se produire pendant les heures qui suivent l'intervention.

La plupart des opérations sur les voies biliaires nécessitent souvent le drainage, car la cavité des conduits que l'opérateur se trouve généralement contraint d'ouvrir est presque toujours septique.

De plus, le décollement des adhérences peut donner lieu à un suintement sanguin. Enfin, les sutures les mieux faites peuvent couper les tuniques des conduits et donner lieu à un épanchement secondaire de bile septique.

Le drainage est donc très souvent indiqué. Il se pratiquera à l'aide d'un tube de verre, d'aluminium ou de caoutchouc autour duquel seront disposées des lanières de gaze dont l'extrémité profonde couvrira le cholédoque, le cystique ou l'hépatique.

Si l'on pratique le drainage chez un sujet dont les canaux ont été complètement suturés ou dont les canaux n'ont pas été ouverts, le procédé ci-dessus décrit est suffisamment efficace, car l'écoulement de la bile ou l'infection viendraient-ils à se produire au bout de vingt-quatre heures, les lanières de gaze auraient déjà déterminé des adhérences susceptibles de défendre la cavité péritonéale. Mais il est des cas où l'écoulement d'une bile septique peut se produire immédiatement après l'opération. La présence de la mèche de gaze est insuffisante pour préserver la grande séreuse. Il arrive, en effet, qu'après avoir incisé les conduits, on ne peut les suturer, ni amener les deux lèvres de l'incision au contact de la paroi. Dans ce cas, il faut isoler anatomiquement la loge sous-hépatique en amenant le grand épiploon et en s'en servant comme d'une barrière horizontale. Pour pratiquer cette *épiploo-plastie*, on attire cette toile séro-vasculo-graisseuse vers la droite ; on la fixe par quelques points séparés à la paroi abdominale antérieure, aux lèvres de l'incision pariétale et à tous les points susceptibles de laisser communiquer le foyer opératoire avec la grande séreuse. L'opérateur crée ainsi une vaste adhérence isolant la loge sous-hépatique du reste de l'abdomen. Si on voulait isoler également l'espace sus-hépatique, on suturerait le bord du foie à la paroi abdominale antérieure. La barrière épiploïque étant fixée, on peut alors placer un drain entouré de gaze sous la face inférieure du foie.

Cathétérisme des voies biliaires. — Le cathétérisme des voies biliaires a pour but de renseigner l'opérateur sur le siège d'un obstacle (*cathétérisme explorateur*) ou sur le degré de perméabilité des conduits, après ablation de l'obstacle (*cathétérisme vérificateur*). Cette manœuvre se pratique dans toutes les interventions dirigées contre la rétention biliaire. Le cathéter peut être introduit par la vésicule (*cathétérisme rétrograde*) ou par le duodénum (*cathétérisme direct*).

1° Cathétérisme rétrograde. — On se servira d'une bougie urétrale, conique ou filiforme (n°s 3, 4, 6, 8). La vésicule étant ouverte, on introduit l'instrument en le dirigeant vers le col ; on contourne la valvule de Heister après tâtonnements ; souvent, pour franchir cet obstacle, il faut tortiller la bougie. Une fois dans le canal cystique, on imprime à la tige des mouvements circulaires et on pénètre peu à peu dans le cholédoque et de là dans le duodénum où on entre librement s'il n'y a pas d'obstacle. Si le cathéter rencontre un calcul, on incise le conduit et on enlève le corps étranger. On introduit alors une nouvelle sonde ou un stylet par l'incision ainsi pratiquée, pour explorer le reste du conduit. Au lieu d'un stylet ou d'une bougie, on peut encore faire usage d'un béniqué de faible diamètre. La plus grande douceur présidera au maniement de ce dernier.

Le cathétérisme est une opération difficile à cause des valvules du canal cystique. Néanmoins on le pratique plus aisément dans les cas pathologiques que sur le cadavre, car les canaux sont le plus souvent distendus. La main droite pourra diriger le cathéter à travers la paroi des conduits, tandis que la main gauche poussera progressivement l'instrument dans leur cavité.

2° Cathétérisme direct. — Pour le pratiquer, on incise la seconde portion du duodénum et on introduit un stylet ou un petit béniqué dans l'ampoule de Vater. Cette voie n'est guère suivie que pour explorer le cholédoque, dans ses deux dernières portions.

Distension artificielle des voies bi-

liaires. — On trouve les voies biliaires en suivant soigneusement les points de repère que nous avons indiqués. Cette recherche est très facile quand les canaux sont distendus par suite de rétention biliaire. Les adhérences, si fréquentes dans les cas où l'intervention s'impose, masquent les conduits, et pour les reconnaître au palper, la distension artificielle sera utilement employée.

Pour cela, on poussera dans la vésicule de l'air ou de l'eau à l'aide d'une seringue de verre stérilisable. L'air a l'avantage d'être compressible et de ne pas exposer à l'éclatement des canaux. On y aura recours de préférence quand le but sera de reconnaître les conduits par le palper. Si, au contraire, on veut balayer les conduits biliaires de débris de calculs écrasés par les doigts ou se rendre compte de leur perméabilité, on injectera de préférence de l'eau stérilisée. Cette manœuvre aura ainsi l'avantage de faire découvrir, comme le cathétérisme, un calcul, un rétrécissement, un diverticule, une perforation menant à un abcès.

Pour insuffler de l'air ou injecter de l'eau stérilisée dans les voies biliaires, on se servira de la seringue de verre stérilisable dont on fait également usage pour faire des injections intravésicales ou des injections sous-cutanées d'eau salée. En guise de canule, on usera d'un tube quelconque de verre ou de cristal; le tube d'un trocart de l'appareil Potain remplira les conditions voulues. Si on n'a pas de seringue sous la main, on se servira d'un vulgaire bock-laveur qu'on suspendra plus ou moins haut.

Lithotritie biliaire. — Lithotripsie combinée au refoulement. — La *lithotritie* consiste à broyer directement un calcul à l'aide d'une pince hémostatique, après incision préalable du canal, et à en extraire les débris.

La *lithotripsie* consiste à écraser le calcul à travers les parois du canal, sans que celui-ci soit incisé. A cet effet, on ne doit faire usage que des doigts. Le chirurgien qui voudrait broyer le corps étranger à l'aide d'une pince, celle-ci fût-elle garnie de caoutchouc, risquerait de provoquer la mortification secondaire des parois. Si l'on parvient à écraser le calcul entre deux doigts, on refoulera les fragments vers la vésicule ou vers le duodénum. Ces débris peuvent parfois s'arrêter dans le canal cystique ou dans la portion pancréatique du cholédoque; il faut alors recourir à une incision, par laquelle il aurait mieux valu commencer.

L'écrasement combiné au refoulement ne convient donc qu'aux calculs mous et friables. Le *refoulement* peut être pratiqué sans écrasement préalable pour les calculs petits et mobiles du cholédoque. Cette condition est rarement réalisée ; on peut toujours craindre de voir le corps étranger s'arrêter dans la portion terminale du cholédoque.

4° SUTURES DES VOIES BILIAIRES.

Les voies biliaires se composent, comme l'intestin, de trois tuniques superposées : séreuse, musculeuse, muqueuse. Leur réunion à l'aide de sutures se fera donc par les mêmes procédés. Toutefois, la moins grande épaisseur des parois, leur peu d'étendue rendront la technique plus délicate et les résultats moins certains que dans la chirurgie gastro-intestinale.

S'agit-il de suturer une plaie étroite sur la vésicule ou un canal distendu, on pourra clore l'orifice comme une perforation intestinale. On faufilera autour du trou une suture qu'on fermera en cordon de bourse, on appliquera par-dessus cette première suture une seconde suture semblable. Celle-ci comprendra la séreuse et la musculeuse, à l'exclusion de la muqueuse.

S'agit-il de réunir une plaie plus importante? celle qui succède à une incision pour ablation de calcul, par exemple, on pratiquera deux surjets superposés : le premier, dit *plan d'affrontement*, rapprochera les trois tuniques et assurera en même temps l'hémostase; le deuxième plan, dit d'*accolement*, ne comprendra que la séreuse et la musculeuse et dépassera la première ligne de sutures aux deux extrémités.

Pour coudre les voies biliaires comme l'intestin, on fera usage de la soie n° 0 et d'aiguilles courbes qu'on manœuvrera à l'aide d'une pince hémostatique à mors courts.

S'agit-il, enfin, d'anastomoser l'intestin avec la vésicule ou un conduit biliaire dilaté? On aura recours au même procédé que pour pratiquer une gastro-entérostomie ou une anastomose intestinale latérale. Un premier surjet, *dit séro-séreux postérieur*, unira l'intestin et le segment biliaire à anastomoser. Les tuniques de ces deux conduits seront ensuite incisées parallèlement à la suture. Un *deuxième surjet* comprenant toute l'épaisseur des parois unira les lèvres respectives des deux orifices ainsi créés sur toute leur circonférence. Un troisième surjet, *dit séro-séreux antérieur*, continuera le premier et achèvera d'unir les parois à accoler.

IV. — OPÉRATIONS SUR LES VOIES BILIAIRES.

Incision totale des voies biliaires (de Henri Delagenière). — Cette intervention consiste à inciser la vésicule dans toute sa longueur et à poursuivre l'incision sur le canal cystique, l'hépatique et le cholédoque. Par ce procédé, on est certain de trouver l'obstacle que ni le palper, ni le cathétérisme n'ont pu révéler.

1° *Incision de la vésicule.* — Après l'avoir explorée, la ponctionner si elle est distendue. L'inciser en haut et en dedans, de façon que l'ouverture puisse se prolonger tout naturellement sur le canal cystique. Repérer les deux lèvres de l'incision avec deux pinces; vider la vésicule de ses calculs ou de sa poussière biliaire, à l'aide d'une curette, et la désinfecter à l'aide de petits tampons imbibés de sublimé.

2° *Incision du canal cystique.* — Continuer l'incision vésiculaire sur la paroi latérale gauche du col; attirer le canal en plaçant des pinces sur les deux lèvres, comme dans l'hystérectomie vaginale après hémisection antérieure.

3° *Incision du cholédoque.* — On arrive sur ce canal après avoir franchi le carrefour biliaire et on le suit jusqu'à sa portion rétro-duodénale.

4° *Incision du canal hépatique.* — Si, le cholédoque étant ouvert, un stylet, introduit vers le duodénum, trouve le canal libre, on explore l'hépatique. Il suffira de prolonger l'incision sur ce canal à partir du carrefour biliaire.

Pendant toutes ces manœuvres, on suivra scrupuleusement la muqueuse des conduits; elle servira de guide à l'explorateur; l'œil reconnaîtra facilement sa surface lisse, et le stylet, introduit fréquemment dans le conduit, guidera les ciseaux.

Cette manière de procéder permet de découvrir d'une façon certaine et de lever un obstacle oblitérant le cholédoque. Elle facilite le cathétérisme souvent impossible au niveau du cystique et permet d'explorer la dernière portion du cholédoque.

Quand l'incision totale est terminée, l'obstacle recherché étant découvert et enlevé, on suture par un surjet à la soie toute la longueur de l'incision. On ménage simplement une ouverture au fond de la vésicule que l'on fixe à la paroi (cholécystostomie). Grâce à cette ouverture de sûreté, la tension de la bile ne risquera pas de faire céder la suture qui rapproche les bords de la longue incision cholécysto-cystico-cholédocienne.

I. — OPÉRATIONS SUR LA VÉSICULE.

Cholécystotomie, cholécystostomie, cholécystectomie, cholécystentérostomie.

1° CHOLÉCYSTOTOMIE.

Elle consiste à ouvrir la vésicule, soit pour en extraire des calculs, soit pour permettre le cathétérisme explorateur en cas de calcul du cholédoque. Si l'ouverture ainsi faite est fixée à l'incision abdominale, cette méthode réalise la cholécystostomie. Si, au contraire, on ferme la vésicule complètement, l'opération se nomme cholécystotomie proprement dite.

I. — **Cholécystotomie extra-péritonéale.** — C'est l'ouverture pure et simple d'une collection. Il s'agit d'une vésicule distendue par du pus et adhérente à la paroi ou d'un abcès périvésiculaire communiquant avec le cholécyste. L'opération consiste à inciser au point saillant ou douloureux et à drainer la cavité sans s'inquiéter de la grande séreuse qui est défendue par des adhérences résultant d'une péricholécystite antérieure.

II. — **Cholécystotomie proprement dite, ou idéale.** — L'intervention se pratique ainsi : Incision le long du bord externe du muscle grand droit. La vésicule étant reconnue, la ponctionner pour évacuer la bile, la palper pour sentir les calculs; donner alors un coup de ciseaux au niveau du trou fait par le trocart évacuateur; retirer les calculs avec une curette; nettoyer la cavité vésiculaire à l'aide d'un tampon; explorer le cystique et le cholédoque par le palper et le cathétérisme. Si ces deux conduits sont libres, si les parois du cholécyste sont souples et saines, procéder à son occlusion.

A l'aide d'une aiguille courbe, tenue par une pince hémostatique, faufiler une soie fine autour de l'orifice, nouer en cordon de bourse et inclure ce premier nœud sous une seconde ligature en bourse, comprenant, comme la première, la séreuse, et la musculeuse; fermer ensuite l'abdomen.

Personnellement, nous n'avons jamais recours à la cholécystotomie idéale, car jamais on n'est sûr de l'asepsie des voies biliaires, ni de la perméabilité absolue du cholédoque.

Pourquoi donc risquer l'inondation du péritoine par la bile, alors qu'une fistule chirurgicale donne une sécurité absolue au prix d'un écoulement minime de quelques semaines ?

2° CHOLÉCYSTOSTOMIE.

Cette opération consiste à ouvrir la vésicule et à fixer l'orifice à l'incision cutanée : c'est la création d'un anus biliaire.

Indications. — 1° *Accidents infectieux* ayant pour point de départ probable les voies biliaires, qu'il s'agisse d'une angiocholite simple ou d'une angiocholite compliquant la lithiase.

2° *Rétention biliaire* causée par un obstacle du cholédoque, obstacle qu'on ne pourra lever par suite de l'état général du sujet ou par suite de la crainte d'une infection. Dans ces cas, on pourra, quelques semaines plus tard, faire une opération radicale, comme la cholédocotomie ou la cholécystentérostomie. Quand on pratique la cholécystostomie pour obstruction biliaire, il faut être certain de la perméabilité du canal cystique.

3° *Après l'extirpation de calculs vésiculaires*, il

est bon de faire une cholécystostomie, car on n'est jamais sûr de l'état aseptique des voies biliaires.

4° A la suite d'*une « tomie » quelconque* : cholédocotomie, cysticotomie, incision totale des voies biliaires, l'établissement d'une fistule vésiculo-cutanée est une excellente précaution pour diminuer la pression dans le cholédoque et préserver la suture, et par suite, prévenir l'épanchement biliaire qui pourrait se produire dans le péritoine.

Cholécystostomie en un temps. — Elle peut s'exécuter de deux façons différentes : ouvrir la vésicule, puis la fixer; ou bien la fixer et l'ouvrir.

I. — *Cholécystostomie à incision première et à suture dernière.*

C'est l'opération la plus courante de la chirurgie biliaire. Elle a pour but de *drainer les conduits infectés* au cours d'une angiocholite infectieuse, ou à la suite de l'extirpation de calculs; ou enfin elle joue le rôle de soupape de sûreté après une cholédocotomie, quand on n'est pas certain de la perméabilité complète du canal.

Opération. — Comme dans la cholécystotomie, faire une incision latérale et verticale, explorer les voies biliaires, ponctionner la vésicule après avoir protégé le péritoine à l'aide d'une compresse ; faire une incision étroite sur le fond de la vésicule, nettoyer la cavité, explorer les conduits cystique et cholédoque par le palper ou le cathétérisme ; fermer provisoirement l'incision vésiculaire à l'aide d'une pince à cadre et se mettre en devoir de fixer le fond de la vésicule à la paroi abdominale.

La mode de fixation variera suivant la souplesse, l'épaisseur de la paroi abdominale et suivant la longueur et le volume de la vésicule.

1° *Premier cas.* — Le fond de la vésicule est large, flottant, facile à attirer hors du ventre ; on va pouvoir faire deux plans de sutures : l'un, séro-aponévrotique ; l'autre, cutané.

Cette suture rappelle la fixation de l'anse intestinale dans l'entérostomie, de l'estomac dans la gastrostomie, de la vessie dans la cystostomie...

Premier plan. — A l'aide d'une soie fine, passer, sans les nouer, six ou huit fils dont chacun traverse d'une part la paroi séro-musculaire de l'abdomen et d'autre part la paroi vésiculaire à l'exception de la muqueuse. On ferme alors l'incision abdominale (plans séreux et musculo-aponévrotique) par des points séparés au catgut. Alors seulement on noue les six ou huit fils de soie ; deux ou trois à droite, deux ou trois à

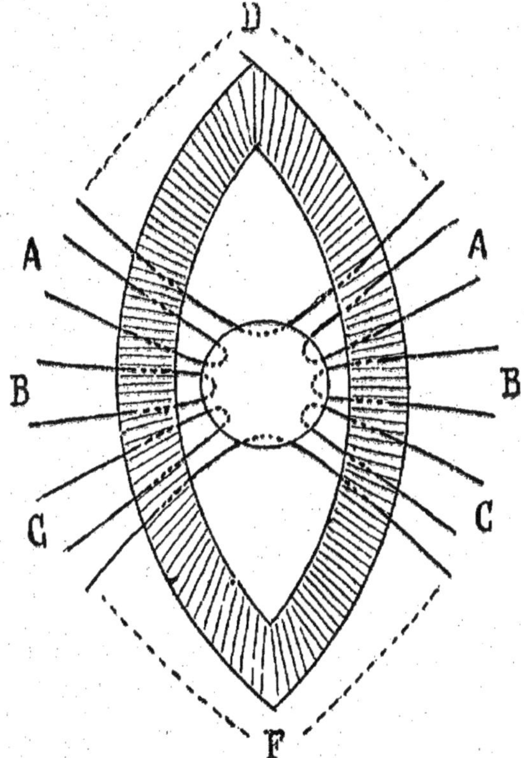

Fig. 3. — Cholécystostomie : premier plan de sutures. — Chaque point prend d'une part la paroi vésiculaire, d'autre part une faible épaisseur de la paroi abdominale (péritoine et un peu de muscle).

F, D, points commissuraux ; A, B, C, points latéraux.

gauche ; un en haut et un en bas. Les quatre ou six points latéraux forment des anses en U (fig. 3).

Deuxième plan. — On rétrécit la plaie cutanée par huit ou dix points séparés au crin de Florence ; on enlève la pince à cadre qui ferme l'orifice de la vésicule, et, à l'aide d'un surjet à la soie fine, on fixe le pourtour de l'orifice vésiculaire à l'orifice cutané ménagé par la suture (fig. 4).

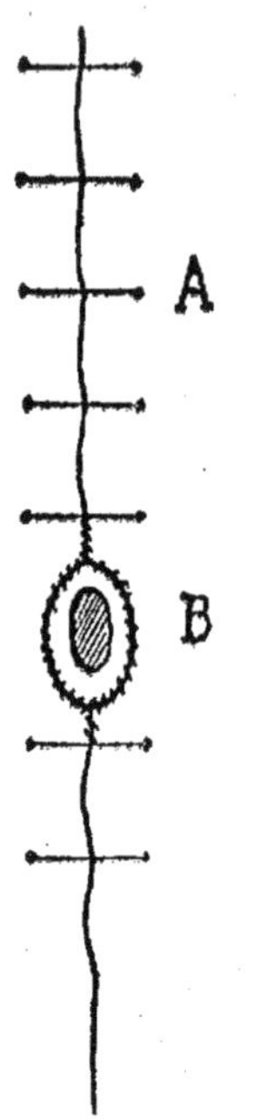

Fig. 4. — Cholécystostomie : deuxième plan de sutures.

A, points séparés rapprochant la peau et l'aponévrose abdominale; B, surjet unissant la vésicule à la peau.

2° *Deuxième cas.* — Le fond de la vésicule est friable ou peu mobile, rétracté ; ou bien la malade est obèse. Dans ce cas, la pose du surjet cutané est impossible, car l'ouverture du cholécyste ne peut être amenée jusque-là.

Dans ce cas, il faut se contenter d'établir seulement le premier plan de sutures et de laisser un drain dans la cavité vésiculaire.

On procède ainsi : La vésicule est fixée à la séreuse et au plan aponévrotique par quelques points de suture à la soie, comme précédemment ;

puis, on introduit un tube de verre, d'aluminium ou de caoutchouc dans le cholécyste; on faufile une soie autour de l'orifice de ce dernier, on la noue et on la serre en cordon de bourse sur la paroi du tube. Ce dernier est ainsi solidement fixé. La peau est réunie au crin de Florence. Au bout de huit jours, le drain est retiré ; à cette époque, en effet, la vésicule adhère intimement à la paroi abdominale.

3° *Troisième cas.* — La vésicule est si éloignée qu'on ne peut l'amener même au contact de la paroi abdominale. On se contentera, après l'avoir incisée, d'introduire un drain et de le fixer comme précédemment ; on terminera par le drainage sous-hépatique.

II. — *Cholécystostomie à fixation première et à ouverture dernière.*

Cette intervention est réservée aux cas où on a crainte de contaminer le péritoine et où on désire avant tout drainer les voies biliaires. On y aura recours toutes les fois que les phénomènes d'infection domineront la scène. On procédera de la façon suivante :

Laparotomie ; ponction de la vésicule ; occlusion du trou à l'aide de la pince à cadre ; pose du plan de sutures séro-musculaires ; ouverture de la vésicule ; pose du surjet vésiculo-cutané.

Cholécystostomie en deux temps. — Il arrive parfois que le sujet amené au chirurgien est amaigri, profondément intoxiqué par la cholémie et incapable de supporter une réelle opération. Dans les cas de ce genre, on peut en quelques minutes préparer un anus biliaire qui amènera soit la désinfection des conduits après un écoulement de quelques semaines, soit la suppression de la tension biliaire et des accidents cholémiques. Plus tard, si cette opération de nécessité ne suffit pas, on pourra en pratiquer une seconde qui sera alors radicale.

Ce procédé consiste donc à fixer la vésicule à la paroi abdominale par six à huit points de suture à la soie et à inciser le cholécyste deux ou trois jours après, alors que l'organe commence à adhérer à la paroi.

Cette méthode a l'inconvénient d'être d'une durée presque aussi longue qu'une cholécystostomie classique, car les points de suture doivent être placés avec grand soin. De plus, il est dangereux de suturer une vésicule qu'on n'a pas préalablement évacuée ; la paroi vésiculaire n'est pas aussi épaisse qu'une paroi intestinale ; en passant une aiguille dans sa tunique, on risque de la perforer et de permettre à la bile de s'écouler dans le péritoine pour exécuter le procédé en deux temps, il est préférable de placer quelques mèches de gaze autour de la vésicule; celles-ci établiront des adhérences d'une façon aussi certaine que la suture. Un dernier inconvénient résulte de la difficulté d'inciser le fond de la vésicule deux ou trois jours après sa fixation. Si les bords de la paroi abdominale se rapprochent ou si la surface à inciser n'est pas très visible au fond de la plaie, on risque de déchirer quelques adhérences ou sutures ou encore d'inciser en dehors du point qu'on se propose d'atteindre. Un bon moyen d'éviter cette ouverture tardive est de préparer la mortification limitée du fond vésiculaire par un point de suture fortement serré ou la pose d'une pince à demeure.

Voici comment nous pratiquons la cholécystostomie en deux temps : laparotomie latérale; disposition de quelques lanières de gaze autour de la vésicule pour l'isoler du péritoine et créer quelques adhérences; ponction et évacuation de la vésicule; pose d'une pince hémostatique sur le fond de la vésicule au niveau du trou fait par la ponction; pansement ouaté; la pince sera retirée au bout de quarante-huit heures. Pendant les deux ou trois jours qui vont suivre, la petite escarre produite par la pression de la pince va s'éliminer et l'écoulement de la bile va s'effectuer.

Le tamponnement à la gaze est retiré au bout de huit jours.

Pansement des cholécystostomies. — C'est le même que celui qui est appliqué sur toutes les stomies (estomac, intestin, vessie ; son but est de protéger la suture contre l'infection que produirait l'écoulement et d'absorber cet écoulement au fur et à mesure qu'il se présente. On enduira la suture d'une couche de collodion ; puis on couvrira toute la région d'une épaisse couche de coton hydrophile.

Suites opératoires d'une cholécystostomie. — Elles sont très simples, sauf si le sujet est trop intoxiqué et le foie trop insuffisant, ou bien si des adhérences solides et étendues ont rendu le décollement de la vésicule trop laborieux.

Dès que la cholécystostomie est faite, la bile s'écoule, les calculs s'évacuent souvent par l'anus biliaire, ces calculs viennent de la vésicule, du cystique et même de l'hépatique, pourvu qu'ils soient assez mobiles pour être entraînés par le flux biliaire. L'ictère disparaît ; les urines se décolorent et si les conduits biliaires redeviennent perméables, les matières fécales reprennent leur coloration normale. Le médecin devra, à l'aide d'une pipette, puiser de temps en temps dans la vésicule quelques gouttes de bile pour savoir si elle renferme des microorganismes. Le foie déborde encore les fausses côtes pendant un certain temps.

3° CHOLÉCYSTECTOMIE.

Indications. — On doit pratiquer l'extirpation du cholécyste : 1° quand sa cavité est isolée du reste de l'arbre biliaire par l'oblitération du canal cystique ; — 2° quand, après l'incision d'un abcès péri-vésiculaire, il persiste une fistule ou un gâteau d'adhérences ; — 3° quand, au cours d'une intervention, on constate une altération grave des parois vésiculaires : tuberculose, infiltration purulente, friabilité et mollesse des parois, ulcération, perforation, lésion traumatique étendue, néoplasme bénin ou malin, incrustations calculeuses des parois, etc.

Opération. — Laparotomie latérale. Souvent, si la décortication est difficile, on a recours à l'incision en L renversé. Exploration classique des voies biliaires. Ponction et évacuation de la vésicule. Il en est du cholécyste comme d'une poche salpingienne suppurée. Ce n'est qu'après l'avoir vidée qu'on la décortique facilement. Pour détacher la vésicule du foie et des organes voisins, on se sert d'une paire de ciseaux qui, tantôt ouverte, tantôt fermée, servira alternativement d'instrument mousse ou tranchant. Les doigts sont d'excellents instruments pour la chirurgie abdominale, et qui rendent de précieux services dans la décortication des poches et tumeurs adhérentes. Pourtant, quand ces connexions sont représentées par les gros vaisseaux, et surtout l'intestin, nous préférons l'usage d'un instrument tel que la sonde cannelée ou une paire de ciseaux. Ceux-ci ont une action plus limitée et moins aveugle; de plus, l'usage des gants stérilisés rend très difficile la décortication à l'aide des doigts.

Au niveau du foie et des organes voisins, on constate parfois un peu de suintement sanguin. Il suffira pour l'arrêter soit d'une compression momentanée, soit d'un attouchement au thermocautère, soit d'une suture.

Parfois, entre la vésicule et les organes voisins, on rencontre de petits abcès qu'il faut évacuer sans inoculer le péritoine.

Doyen a décrit récemment la *cholécystectomie sous-séreuse* qui permet l'ablation de la vésicule, tout en ménageant les organes adhérents au cholécyste. Ce procédé consiste à inciser le feuillet péritonéal au niveau du fond de la vésicule;

celle-ci étant évacuée par une ponction, on la dépouille peu à peu de son enveloppe séreuse; puis, on place une ligature sur le cystique. Le sac séreux qui persiste après l'ablation du cholécyste est un drain naturel qu'on fixe à la paroi sans avoir besoin de pratiquer le tamponnement sous-hépatique.

Un temps délicat dans la cholécystectomie est la libération du cystique. On doit craindre, en effet, de déchirer ce canal, car son ouverture produirait de l'infection. Il est bon de faire relever fortement le foie par un aide. La ligature du cystique se fait à l'aide d'un fil de soie. On cautérise le moignon à l'aide du thermocautère. On peut pratiquer l'écrasement du canal à l'aide de l'angiotribe; de cette façon, le moignon est moins volumineux et l'épanchement secondaire de la bile est retardé. Si, au cours de la manœuvre, le canal cystique se déchirait, il faudrait laisser une pince à demeure pendant quarante-huit heures.

La cholécystectomie est une opération facile sur le cadavre, ou, sur le vivant, dans les cas d'hydropysie de la vésicule ; mais, très souvent, cette intervention est laborieuse. On rencontre, en effet, des cholécystes à parois friables ou bien communiquant avec l'intestin, la plèvre, la peau, ou encore dans des adhérences qui peuvent elles-mêmes renfermer de petits abcès.

Malgré la précaution d'un drainage sous-hépatique, il faut considérer la cholécystectomie comme plus grave que la cholécystostomie.

4° CHOLÉCYSTENTÉROSTOMIE.

C'est l'abouchement du fond de la vésicule dans le tube digestif : estomac, duodénum jéjunum, iléon, côlon.

Indications. — On pratiquera cette opération chaque fois qu'il y aura obstruction du cholédoque et que l'obstacle ne pourra être levé.

Pour qu'elle soit possible, il faut : que la vésicule existe, atrophiée ou normale; que le canal cystique soit perméable ou rendu perméable par sa désobstruction en cas de calcul logé dans sa cavité. On interviendra donc dans les conditions suivantes :

Cancer de la tête du pancréas ;

Cancer du cholédoque ;

Rétrécissement du cholédoque ;

Calcul enclavé dans le cholédoque. — Dans ce dernier cas, l'intervention classique est la cholécotomie ; mais il peut se faire que le mauvais état général du sujet, l'état d'infection des voies biliaires indiqué par des phénomènes généraux, ou que la situation du calcul dans la portion rétro-duodénale rende l'intervention trop longue, trop dangereuse ou trop délicate, tandis que la simple anastomose est une opération bénigne.

Fistule biliaire d'origine cholécystique. — Quand celle-ci persiste depuis plus d'un mois, c'est généralement parce que le cholédoque est oblitéré. On fera donc une laparotomie pour désobstruer ce canal ; mais si la cholédocotomie n'est pas possible, par suite de la présence d'une des lésions indiquées précédemment, on anastomosera la portion du trajet fistuleux qui correspond à l'ancienne vésicule ; le reste du trajet sera préalablement réséqué.

Opération. — Incision médiane ou latérale. Recherche de la vésicule. Dégagement de cette dernière. Ponction et incision du cholécyste. Exploration du cystique et du cholédoque pour reconnaître l'indication et la possibilité de l'anastomose. Occlusion temporaire du trou fait par la ponction, à l'aide d'une pince à cadre. Recherche de l'anse à anastomoser : choisir de préférence la première portion du duodénum, mais comme il faut que l'opération se pratique hors du ventre, pour éviter la contamination du péritoine, on est généralement obligé de choisir le jéjunum qui se laisse facilement mobiliser.

L'anastomose se fera entre le fond de la vésicule et le bord libre de l'intestin. On pratiquera d'abord un surjet séro-séreux postérieur qui, d'une part, unira la portion la plus large de la vésicule (à un centimètre environ du point qui sera incisé) à la face latérale de l'intestin (à un centimètre de son bord libre). La longueur de ce surjet est généralement de 2 à 3 centimètres au maximum. On pratiquera ensuite une incision d'un centimètre sur le fond de la vésicule et sur le bord libre de l'intestin.

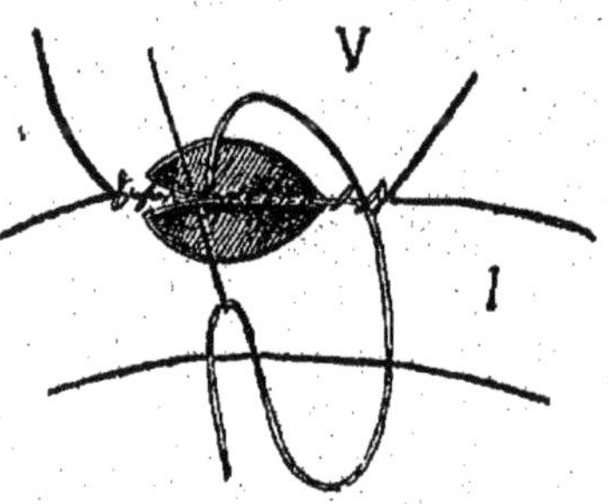

Fig. 5. — Cholécystentérostomie (Faure).

Pose du surjet profond unissant le pourtour des deux orifices ; V, vésicule ; I, intestin.

On fera alors un surjet continu qui comprendra toute l'épaisseur des tuniques des deux organes, à un millimètre du bord de section et sur tout le pourtour des deux orifices que l'on veut aboucher. On terminera par un surjet séro-séreux antérieur qui sera placé comme le surjet séro-séreux postérieur (Voy. fig. 5).

Tous les trois points, il faudra « arrêter le point », c'est-à-dire passer l'aiguille dans le point précédent, pour fixer le surjet et empêcher le relâchement de la suture ou le rétrécissement de l'orifice. Le ventre sera refermé sans drainage.

On aura la précaution, au cours de l'opération, de protéger l'abdomen par des compresses et de circonscrire le champ opératoire à l'anse intestinale et au fond de la vésicule. Deux clamps à mors élastiques seront placés sur l'intestin en deçà et au delà du point à inciser pour arrêter la circulation des matières.

Suites. — On pourrait croire que l'infection des voies biliaires doive nécessairement résulter de cet abouchement vésiculo-intestinal. Il n'en est rien et les meilleurs effets succèdent à l'établissement de cette anastomose : l'ictère disparaît, les matières se colorent, la vésicule se rétracte et se transforme en un canal qui fait directement suite au cystique. L'écoulement de la bile est continu dans l'intestin ; il se produit même au niveau du nouvel orifice des replis de la muqueuse analogues à ceux qui avoisinent l'ampoule de Vater.

II. — OPÉRATIONS SUR LE CANAL CYSTIQUE.

Cysticotomie, cysticostomie, cystico-entérostomie.

1° CYSTICOTOMIE.

C'est l'incision directe des parois du canal cystique, dans le but d'enlever un calcul qui oblitère sa lumière.

INDICATIONS. — Gros calcul enchâtonné dans le cystique et ne pouvant être refoulé vers la vésicule par pression à travers les parois, ni attiré à l'aide d'une pince après cholécystotomie.

Calcul dur, contenu dans un cystique à parois enflammées ou rétractées où on risquerait la déchirure du canal en le repoussant vers la vésicule.

OPÉRATION. — Exploration de la vésicule qui est distendue ou, au contraire, rétractée. Dans le premier cas, la ponctionner. Palper le canal cystique. Reconnaître le calcul, sa mobilité. Essayer de le refouler, avec ou sans écrasement digital, vers la vésicule. Si le refoulement est impossible, si les parois sont rétractées ou le calcul volumineux, décider de suite la cysticotomie. Inciser le canal suivant son axe et sur le calcul. Extraire ce dernier en l'énucléant par la pression des doigts ou en le saisissant avec une pince. Si le calcul est friable, faire une incision et le morceler pour l'extraire.

Si la vésicule renferme des calculs, on commencera par l'inciser ; on la videra ; on l'évacuera ; on tâchera d'extraire par sa cavité le calcul du cystique. Si le corps étranger est séparé de la cavité vésiculaire par une bride ou une valvule, on la sectionnera d'un coup de bistouri (cysticotomie interne) ou bien on prolongera l'incision vésiculaire sur le canal (cholécysto-cysticotomie). Quand les calculs de la vésicule et du canal cystique sont enlevés, on ferme les parois incisées par quelques points séparés à la soie et on abouche le fond de la vésicule à la peau (cholécystostomie). Si la vésicule rétractée n'a pas été incisée, on suture quand même l'ouverture du canal cystique, mais on laisse un drainage sous-hépatique.

2° CYSTICOSTOMIE.

Si la vésicule a été extirpée dans une intervention antérieure ou, ce qui est plus fréquent, si elle se trouve atrophiée, ratatinée, le canal cystique peut se dilater ou se remplir de calculs. Vient-on dans ces conditions à être en présence d'une indication à la cholécystostomie, on s'adressera au cystique dilaté ; on l'incisera et on l'abouchera à la plaie cutanée. Si on ne peut l'amener jusqu'à la paroi, on placera un tube dans sa cavité et on pratiquera le drainage sous-hépatique avec épiplooplastie.

3° CYSTICO-ENTÉROSTOMIE.

On peut avoir à extirper une vésicule malade et trouver en même temps un obstacle insurmontable du cholédoque. Il est donc de toute nécessité, pour rétablir le cours de la bile, de faire communiquer le canal cystique avec l'intestin. On peut encore se trouver, comme précédemment, en présence d'une vésicule atrophiée, avec dilatation du cystique et oblitération du cholédoque. Dans le premier cas, on abouchera le canal cystique dans le duodénum par implantation latérale, ou greffe. Dans le second cas, l'abouchement se fera par adossement, comme dans la cholécysto-entérostomie.

III. — OPÉRATIONS SUR LE CHOLÉDOQUE.

Exploration du cholédoque. — On peut explorer séparément la portion sus, rétro et sous-duodénale.

La portion *sus-duodénale* s'explore ainsi : on introduit l'index gauche dans l'hiatus de Winslow. On palpe le bord libre de l'épiploon gastro-hépatique, entre le pouce et l'index de la même main, ou en envoyant l'index droit au-devant du doigt situé en arrière du cholédoque. On reconnaît ainsi aisément un calcul ; ne pas le confondre avec un ganglion dont la consistance est moins dure.

L'exploration de la portion *rétro-duodénale* nécessite l'incision de la séreuse au niveau de l'angle de la première et de la deuxième portion du duodénum, au point où le ligament gastro-hépatique s'arrête. Quand ce feuillet est incisé, on peut abaisser l'angle duodénal de 2 ou 3 centimètres.

L'exploration de la portion *sous-duodénale* nécessite l'ouverture de l'intestin, ou duodénotomie exploratrice. Nous verrons, à propos de la cholédocotomie, comment se fait cette ouverture.

Elle a pour but de découvrir la cause d'une obstruction cholédochienne que la laparotomie seule n'a pu rendre manifeste. Elle permettra ainsi de rencontrer un calcul enclavé dans la portion terminale du canal, une tumeur bénigne ou maligne de l'ampoule de Vater, des corps étrangers non calculeux (vésicules hydatiques), un ulcère duodénal, ou une sténose cicatricielle de l'ampoule de Vater.

On pratique sur le cholédoque les opérations suivantes : cholédocotomie, cholédocostomie, cholédocectomie et cholédoco-entérostomie.

1° CHOLÉDOCOTOMIE.

Nous venons de voir, à propos de l'exploration, que ce canal est abordable d'une façon différente dans ses trois portions. On distinguera donc trois variétés de cholédocotomie.

Nous parlons bien entendu de cholédocotomies antérieures, la cholédocotomie par voie postérieure ou lombaire n'étant qu'une intervention théorique.

1° **Cholédocotomie intra-péritonéale ou classique.** — Elle est destinée à extraire un calcul de la portion sus-duodénale ou intra-péritonéale du cholédoque. On la pratique ainsi : Laparotomie médiane. L'index et le médius gauches se portent sur la face inférieure du foie, la suivent vers la droite jusqu'à la vésicule. Celle-ci est reconnue et explorée. De là, le doigt se porte vers le bord libre du ligament gastro-hépatique, pénètre dans l'hiatus de Winslow. L'index droit peut alors venir au secours du gauche et lui permettre l'exploration complète du pédicule hépatique. Cette exploration est très facile quand le péritoine est sain ; malheureusement, la plupart du temps, le foie est adhérent aux organes voisins : épiploon, pylore, côlon transverse, intestin grêle. Le péritoine incisé, on tombe d'ordinaire sur un magma solide englobant tout ce qui occupe l'hypochondre droit. On cherche la vésicule et on ne la trouve pas, parce qu'elle est atrophiée. Sans s'acharner à la trouver, on se porte au-devant du cholédoque, au milieu des vestiges de péritonite péri-cholédochienne chronique qui encombrent la partie profonde de l'hypochondre et masquent l'épiploon gastro-hépatique qui est lui-même sclérosé. En détachant avec soin les organes, en rompant les adhérences, on finit par arriver sur un corps dur (gros calcul) ou un cordon résistant (série de petits calculs). En même temps, on distingue plus ou moins nettement le cholédoque dilaté en amont et se continuant avec l'hépatique, le cystique et ce qui reste de la vésicule. Souvent, heureusement, le calcul du cholédoque s'accompagne de calculs de la vésicule ou du cystique. De cette façon, ces organes sont perceptibles au palper dès le début de l'opération et les repères sont plus faciles à prendre. Parfois enfin, les ganglions du hile du foie sont tuméfiés : quand on les constate, ils indiquent que les voies biliaires sont proches.

En résumé, pour explorer, le toucher est le seul sens qui puisse renseigner le chirurgien.

Les points de repère classiques sont fort utiles, mais très souvent masqués par des adhérences.

Pour faire l'incision du cholédoque, il faut faire récliner le foie par en haut, les intestins par en bas et, à l'aide du doigt introduit dans l'hiatus de Winslow, amener le cholédoque le plus près possible de la plaie abdominale. Fixer le canal le mieux possible, à l'aide des doigts de la main gauche et se mettre en demeure d'inciser la paroi du canal sur le calcul. Commencer par dégager la paroi cholédochienne du lacis conjonctif et veineux qui la recouvre; se servir à cet effet de la sonde cannelée. Quand cette paroi sera bien dénudée, inciser sur le calcul, énucléer ce dernier. Introduire un stylet dans l'incision et explorer les deux dernières portions du canal ; si celles-ci sont libres, on peut procéder à l'occlusion de l'ouverture.

La suture du cholédoque est difficile à pratiquer. Si elle est possible, on passera quelques points séparés faits à l'aide d'une soie fine et ne comprenant pas la muqueuse. On placera un surjet par-dessus cette première ligne de sutures. Quelques chirurgiens, désirant faciliter cette manœuvre, conseillent de passer les fils dès que le canal est incisé et avant l'extirpation du calcul. D'autres introduisent dans la lumière du canal un petit cylindre métallique porté par un manche (marteau de Halsted).

Dès que les fils sont passés, le cylindre est enlevé et les fils sont serrés. Si la suture est impossible, on se contentera de pratiquer le tamponnement sous-hépatique, en confiant à la nature le soin de réunir les lèvres de l'incision.

Suites. — La bile s'écoule, en général, pendant quelques jours par la plaie abdominale, car les adhérences gênent souvent la fermeture de la plaie cholédochienne. Dès que la bile a repris son cours, l'ictère diminue progressivement, les selles se recolorent, mais le foie reste longtemps gros.

Accidents. — 1° *Hémorragies.* — Celles-ci sont très fréquentes au cours de la cholédocotomie. Elles sont dues au lacis veineux qui entoure le cholédoque. Elles gênent parfois beaucoup l'opérateur et l'obligent à laisser un faisceau de pinces à demeure au fond de la plaie. Ces écoulements sanguins peuvent se produire secondairement pendant les heures qui suivent l'opération. Peut-être l'état général du sujet contribue-t-il à leur reproduction. Quoi qu'il en soit, il faut pratiquer l'hémostase scrupuleusement et appliquer le tamponnement si on a la moindre hésitation à ce sujet.

2° *Fistule biliaire.* — Quand l'écoulement biliaire persiste au delà d'un mois, c'est qu'il est resté un calcul dans la portion terminale du cholédoque. L'intervention est à recommencer.

3° *Mort.* — Celle-ci est due à une intervention trop tardive. Le sujet s'éteint dans le collapsus résultant de l'insuffisance hépatique, de la cholémie. La mort peut survenir encore par péritonite résultant de l'épanchement de bile septique.

2° **Cholédocotomie rétro-duodénale.** — Pour la pratiquer, il faut tirer le cholédoque en haut, refouler le duodénum vers le bas, mettre le doigt dans l'hiatus de Winslow, inciser le feuillet péritonéal de l'intestin au point où il se continue avec le feuillet gastro-hépatique. On peut ainsi aborder le cholédoque et l'inciser. Cette intervention est rarement indiquée.

Les calculs arrêtés dans cette portion du canal peuvent être extirpés par la voie duodénale ou la portion intra-péritonéale.

3° **Cholédocotomie trans-duodénale.** — Opération. — Passer le médius de la main gauche derrière le duodénum et le repousser en avant. Un aide presse sur la partie supérieure de l'intestin à l'aide du doigt et assure ainsi sa fixité. A l'aide d'un bistouri, inciser sur une longueur de 4 à 5 centimètres et suivant une ligne verticale la paroi intestinale. Rechercher l'ampoule de Vater, l'explorer à l'aide du doigt, puis à l'aide d'un stylet, pour reconnaître l'existence et le siège du calcul. Le calcul étant reconnu, tâcher de l'extirper à l'aide d'une pince, après avoir légèrement débridé l'orifice du conduit excréteur. Si cette tentative reste infructueuse, inciser la paroi du cholédoque en même temps que la paroi postérieure du duodénum sur une longueur de 1, 2, 3 centimètres. On peut alors saisir le calcul, l'extirper et explorer par le cathétérisme la portion supérieure du cholédoque. Ceci fait, on peut abandonner à elle-même la plaie qui résulte du débridement cholédoco-duodénal. Il est préférable de placer sur chaque lèvre de cette incision deux ou trois points de suture qui fixent ensemble les bords respectifs de l'incision du cholédoque et du duodénum.

L'incision de la paroi duodénale antérieure sera fermée, comme toute incision intestinale, par un premier surjet comprenant toute l'épaisseur de la paroi et un deuxième surjet séro-séreux, qui comprendra uniquement les tuniques séreuse et musculaire.

Indications. — La cholédocotomie sera pratiquée dans les conditions suivantes :

Fistule biliaire résultant d'une cholécystostomie

antérieure. — La laparotomie secondaire pratiquée quelques semaines plus tard fait découvrir un calcul du cholédoque qu'il faut extraire.

Rétention biliaire par lithiase. — La cholédocotomie est l'intervention de choix, chaque fois que l'état général du malade le permettra.

On fera de préférence la cholédocotomie intrapéritonéale. En cas de calcul de la portion terminale du canal, on pourra hésiter entre une cholécystentérostomie et une cholédocotomie trans-duodénale; on donnera autant que possible la préférence à cette dernière.

2° CHOLÉDOCECTOMIE.

Cette opération consiste à réséquer un segment plus ou moins long de ce conduit. Quand la résection sera faite, suivant les cas, on rapprochera les deux extrémités du canal, on implantera l'extrémité supérieure dans l'intestin ou encore on liera les deux bouts du conduit sectionné et on pratiquera une cholécystentérostomie.

INDICATIONS. — 1° *Tumeur* localisée à la partie moyenne du cholédoque, le cancer au début par exemple. Cette intervention doit être rarement possible en pratique; en tous cas, elle est fort délicate. Le suintement sanguin qui accompagne les interventions sur le cholédoque inonde le champ opératoire et aveugle singulièrement le chirurgien. N'est-il pas plus simple de pratiquer d'emblée une cholécystentérostomie? Celle-ci donnera une survie très appréciable, tandis que l'extirpation ne sera pas souvent radicale.

2° *Calcul* volumineux avec adhérences intimes aux parois altérées du cholédoque.

Doyen est le seul à avoir pratiqué une fois cette intervention. La malade est morte.

Technique opératoire. — L'intervention idéale consiste à rétablir la continuité du canal, en su-

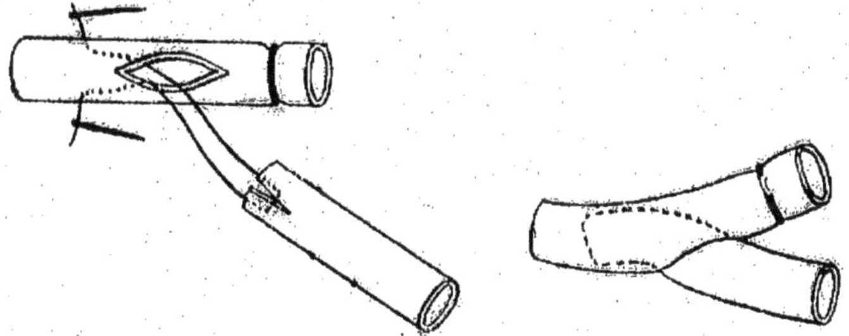

Fig. 6 et 7. — Cholédocectomie.
Cholédocorraphie par implantation latérale
(d'après Pantaloni).

turant les deux extrémités bout à bout. Cette intervention est délicate, car le calibre du conduit est étroit et, pour le suturer, on agit dans la profondeur.

Pour rétablir la continuité du canal, on aura recours à l'un des procédés utilisés pour la suture de l'uretère : *cholédocorraphie par implantation latérale* : on lie le bout inférieur du conduit et on implante sur la paroi de ce dernier préalablement incisée, le bout supérieur (fig. 6 et 7) ; — *cholédocorraphie circulaire* : les deux extrémités sectionnées doivent être amenées au contact et reconstituer un tube complet (fig. 8 et 9).

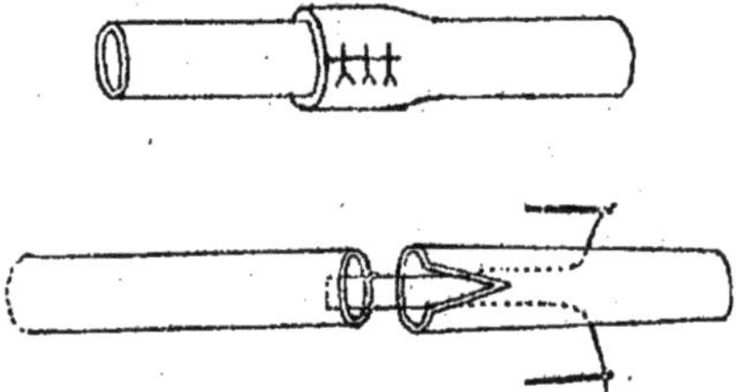

Fig. 8 et 9. — Cholédocectomie. — Cholédocorraphie circulaire avec invagination d'un bout dans l'autre (d'après Pantaloni).

Nous verrons à propos de la cholédoco-entérostomie comment on implante le cholédoque dans le duodénum.

En résumé, s'il s'agit d'une tumeur du cholédoque, on tâchera de la réséquer et on pratiquera une cholécystentérostomie. Cette dernière intervention est généralement facile, car la vésicule est saine et distendue. S'il s'agit d'un calcul du cholédoque, on tâchera de pratiquer la cholédocotomie, et si celle-ci n'est pas possible, par suite des adhérences du calcul avec le canal, on tâchera de faire une cholédoco-entérostomie, la vésicule étant généralement atrophiée, et ne permettant pas de pratiquer une cholécystentérostomie.

3° CHOLÉDOCO-ENTÉROSTOMIE.

Cette opération consiste à anastomoser un cholédoque large et distendu avec l'intestin, ou, après en avoir pratiqué la section, à implanter son bout supérieur dans le duodénum.

Indications. — *Tumeurs du cholédoque;*

Tumeurs de l'ampoule de Vater;

Rétrécissement de la partie juxta-duodénale du cholédoque.

En présence de ces lésions, il serait préférable de faire une cholécystentérostomie, mais il peut se faire que la vésicule ait été supprimée ou le canal cystique oblitéré; ces deux derniers états obligent l'opérateur à choisir la cholédoco-entérostomie.

Technique opératoire. — 1° *Anastomose par accolement.* — Celle-ci se pratique comme une entéro-anastomose latérale ou une cholécystentérostomie. Elle exige une grande dilatation du cholédoque, dilatation égale au moins au diamètre d'un doigt. Évacuer le cholédoque par une ponction. Faire un plan de sutures postérieur. Inciser le cholédoque et l'intestin sur une longueur d'un centimètre. Unir les deux orifices ainsi créés par un surjet continu. Établir enfin un surjet séro-séreux antérieur. On suit donc la technique de la cholécystentérostomie.

2° *Anastomose par implantation.* — Celle-ci consiste à faire une petite incision sur le duodénum, à y introduire le bout supérieur du cholédoque et à fixer ce conduit par quelques points de suture à la paroi intestinale. Comme cette technique est difficile à exécuter, on fera bien de rapprocher les deux organes à l'aide d'un petit bouton (Alessandri).

Ce petit support représente assez bien un bouton de chemise dont l'axe serait traversé par un canal.

IV. — CHIRURGIE DU CANAL HÉPATIQUE.

1° HÉPATICOTOMIE.

Cette intervention consiste à inciser l'hépatique au niveau d'un calcul.

TECHNIQUE OPÉRATOIRE. — *Laparotomie médiane :* Incliner le malade à 45°, la tête en haut;

si l'incision médiane est insuffisante : l'agrandir par une perpendiculaire sectionnant le grand droit. Cheminer peu à peu jusqu'au hile du foie. Faire un palper méthodique de la vésicule, du cystique, du cholédoque et de l'hépatique.

L'œil ne peut tout découvrir dans cet antre profond qu'est la loge sous-hépatique. On tiendra donc le plus grand compte des résultats du palper.

Dès qu'on sent un calcul dans le canal hépatique, il faut saisir ce dernier entre le pouce et l'index de la main gauche, faire relever le foie par en haut, abaisser la masse intestinale par en bas et ne rien changer à ces trois manœuvres jusqu'à la fin de l'opération.

Inciser le canal sur le calcul ; dégager ce dernier de la paroi à l'aide d'une sonde cannelée ; passer trois ou quatre points de suture à la soie fine avant d'enlever le corps étranger ; extirper le calcul ; serrer les points de suture et alors seulement lâcher le canal hépatique que tenaient les deux doigts de la main gauche.

Ne pas craindre l'artère hépatique ni la veine porte, quoi qu'en disent certains auteurs. Terminer par un tamponnement sous-hépatique.

2° HÉPATICOSTOMIE.

Cette opération consiste à inciser un canal hépatique fortement distendu et à établir un drainage à travers la paroi abdominale.

Si cette intervention est provoquée par un calcul de l'hépatique ou de l'extrémité supérieure du cholédoque, il faudra nécessairement compléter l'opération par l'extirpation du corps étranger. On aura ainsi l'espoir de voir la bile reprendre son cours normal au bout de quelques jours.

3° HÉPATICO-ENTÉROSTOMIE.

Quand la dilatation du canal hépatique est produite par une autre cause qu'un calcul (cancer du cholédoque) et que la vésicule biliaire est atrophiée, on anastomosera la poche biliaire avec l'intestin.

V. — CHIRURGIE DES CANALICULES BILIAIRES.

On ne peut opérer sur d'aussi petits organes que quand ils sont très dilatés et forment de vrais kystes biliaires.

1° CHOLANGIOSTOMIE.

Quand un conduit biliaire intra-hépatique est dilaté en arrière d'un rétrécissement ou d'un corps étranger, il forme une cavité pleine de liquide qu'on traite comme une collection biliaire quelconque, c'est-à-dire par une incision suivie de drainage, avec ou sans fixation de la poche à la paroi.

Parfois, l'opérateur doit traverser une certaine couche de tissu hépatique pour arriver jusqu'à la collection. L'hémostase se fera alors par compression temporaire ou à l'aide du thermocautère.

2° CHOLANGIECTOMIE.

Quand on complète l'intervention précédente par l'extirpation des parois de la poche.

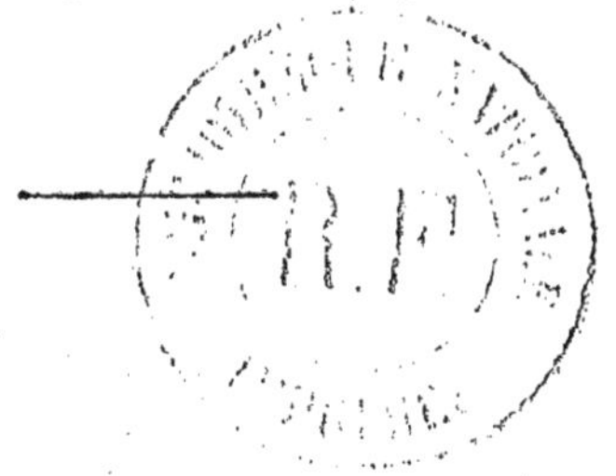

TABLE DES MATIÈRES

9609-00. — CORBEIL. Imprimerie Ed. CRÉTÉ.

www.ingramcontent.com/pod-product-compliance
Ingram Content Group UK Ltd.
Pitfield, Milton Keynes, MK11 3LW, UK
UKHW021227230726
13926UKWH00003B/1293

9 782016 113684